黄煌经方医话

云游篇

黄 煌 ◎ 著

中国中医药出版社

·北京·

图书在版编目（CIP）数据

黄煌经方医话·云游篇 / 黄煌著 . —北京：中国中医药出版社，
2017.7（2024.9 重印）

ISBN 978 - 7 - 5132 - 4150 - 2

Ⅰ . ①黄… Ⅱ . ①黄… Ⅲ . ①经方—汇编 ②医话—汇编—
中国—现代 Ⅳ . ① R289.2 ② R249.7

中国版本图书馆 CIP 数据核字（2017）第 080079 号

中国中医药出版社出版

北京经济技术开发区科创十三街 31 号院二区 8 号楼

邮政编码 100176

传真 010-64405721

三河市同力彩印有限公司印刷

各地新华书店经销

开本 880×1230 1/32 印张 4.25 字数 99 千字

2017 年 7 月第 1 版 2024 年 9 月第 5 次印刷

书号 ISBN 978 - 7 - 5132 - 4150 - 2

定价 39.00 元

网址 www.cptcm.com

服 务 热 线 010-64405510

购 书 热 线 010-89535836

侵 权 打 假 010-64405753

微信服务号 zgzyycbs

微商城网址 https://kdt.im/LIdUGr

官 方 微 博 http://e.weibo.com/cptcm

天猫旗舰店网址 https://zgzyycbs.tmall.com

前言

我在高中时代就喜欢文学，读小说，写诗歌，主编学校墙报刊物《葵花》，我的梦想是当作家或记者。走上中医之路后，依然喜欢动笔。学徒时代，我整理老中医医案，写实习日记；在读研和执教时代，我写读书笔记，写论文，写论著，写讲稿。10多年前，我主持公益性网站"黄煌经方沙龙"，更是不停地敲打键盘，记录下自己的所见所闻、所思所想，引导大家学习经方、应用经方。写作，让我的思维更加缜密，让我的经验得以保留，让我的思想和心得能与大家分享。这三本小册子，就是我这近10年来临床与读书、讲学与访谈、回忆与思考的实录。

临床篇是医案。整理个案，是中医传统的学习方式与研究方式。从每个案例中总结经验，训练识别方证的能力，可以让思维变得活跃。历史上整理医案的方法很多，大致有实录式与追忆式两种，我采用的是后者。而且多用第一人称叙事，语言也尽量通俗，因为，我知道我文章的读者大多年轻，而且初学者居多。案例多是经方验案，虽然是个案数则，但是以小见大，读者也可以从中了解经方方证以及识别的大法。

思想篇是对经方医学理论与发展问题的思考，以及我接受媒体采访的记录和我的一些讲话稿。20 世纪 70 年代初期，我学习中医以后，曾经困惑、迷茫、焦虑了相当长的时间，直到 90 年代初期，才心定气平，认准了经方这条大道。面对同道的质疑和学生的困惑时，我忍不住敲打键盘，回答诸如"经方是什么""方证是什么""为何要读经典""如何学中医""如何学经方""为什么要推广经方""经方医学如何发展"等问题。经过思考与写作，我更坚定了推广经方的决心，也明确了推广经方的方向与策略。

　　云游篇是游记，更是有关经方的随想。这些年来，我出国讲学的机会较多。每一处的讲学，经方都受到听众的极大欢迎。经方是经典方的略称，是我国东汉时期著名医学家张仲景所撰《伤寒论》《金匮要略》中的配方。经方是中华民族使用天然药物的结晶，蕴含着前人认识疾病、治疗疾病的思想方法和经验。我在推广经方过程中，更加体会经方的宝贵，更能感受到经方的魅力。虽在异国他乡，虽然满目奇景，但眼中唯有经方。云游篇中也有部分我的回忆录，其中大部分是写家乡的食物。我的儿童时代物质极其匮乏，吃，成了最大的快乐，记忆也最深刻。学中医后才明白，中医是一种生活医学，生活常识与生活经验是中医的血与肉，换句话说，中医就是吃出来的医学。所以，作为中医来写这些故乡的普通吃食，就更有感觉。

踏入医门至今已经过 43 年多了。临床与写作、讲台与电脑成为我生命的一部分。我庆幸此生选择了当中医，更庆幸走进了经方的世界，经方不仅给了我当医生的尊严和乐趣，经方浓郁的生活气息和人文特质更不断给了我写与讲的冲动和题材。这三本小册子里的一篇篇短文，是我在求索医理之路上的点点足迹，更体现着我一个普通中医人的片片情怀。

黄　煌

2017 年 5 月 1 日

目录

新奥尔良一瞥

十月初的新奥尔良市，依然闷热潮湿，经常下雨，是那种南京夏天的阵雨，大雨过后，又是蓝天和白云，阳光还是那么炽热。

密西西比河流域的这个美国南部的城市，当年曾经几易主人，葡萄牙人、西班牙人、法国人都曾经在这里留下痕迹。我们住的宾馆是几栋别墅，在美国人居住区，规则的马路，到处是绿荫，掩映其中的栋栋别墅几乎没有雷同，显示了美国人性格的别致和张扬。密西西比河边的法国街区，是著名的旅游区，这里是艺术家的热土，空气中也弥漫着艺术的味道。杰克森广场和圣路易斯大教堂前和许多街巷口，有许多露天艺人。一位留着大胡子的老者弹奏着吉他，口中吹奏口琴，旋律苍老而深沉，引来许多游人驻足。密西西比河边的许多老旧仓库，现在却变成了一个个的画廊，晚上，许多人涌到这里，在简陋的建筑物里观赏那些艺术家的新作，有摄影，有油画，有雕塑，还有装饰画，那些废旧电线以及电子原件，或者废弃的麻绳，都成了艺术家手中创造美的原料。面具店很有特色，各种滑稽、恐惧、好玩的面具，让我们想起了每年新闻联播报道的狂欢节的热闹场景。

杰克森广场前最为热闹。杂技艺人的表演，赢得游人阵阵喝彩和掌声。还有那徐徐走过的马车，忽然从旁边飘过的束腰长裙的美女，还有泰然自若的占星师，无不体现着浓浓的异国情调。密西西比河边有一家很大的咖啡馆，人气特旺，据主人介绍，那里有本地的特色甜点，游人一定要品尝。要不是那天晚上有事，我真要去那里找个能远眺密西西比河大桥的地方坐下，品杯咖啡，静静地欣赏大河落日。

新奥尔良是美国爵士音乐的发源地。来自非洲的黑人，将赤道的热烈和密西西比河的奔腾融为一体，让人振奋。爵士最终走向全美，流向全球。到达新奥尔良的第二天，热情而细心的主人为我们安排了家庭音乐派对。她的朋友带来一个爵士小乐队，葡萄酒的香味、爵士的节奏、扭动的腰肢以及激情的汗水，给了我们远道而来的中国医生一份特别的礼物。

城郊是一望无垠的沼泽湿地，那是国家湿地公园。主人告诉我那里有鳄鱼出没，可能是人迹常见，也可能是那天闷热异常，在公园里走了半天，也没有看到鳄鱼的踪影。倒是乌云下苍茫的草地，让我有天苍苍、地茫茫的感觉。

让新奥尔良人骄傲的是一种叫橡树的大树。城中的橡树公园有几十棵具有 300 年历史的老橡树，枝干遒劲，树体硕大，树干上长满着苔藓和藤蔓。据说这里是当年法国人最早开垦的农庄所在地。这种橡树在大街上到处可见。主人说，2005 年的大洪水，许多植物都死了，唯独橡树依然郁郁苍苍。橡树代表着 种力量和希望，就像中国的医学，就像不朽的经方，古老而富有活力。

新奥尔良市内的主要交通工具是有轨电车，这种百年前就有的电车还在运行，缓慢地，有序地，她向人们传递一种信息，这个城市的人们珍爱历史，渴望过去的记忆不是文物。

我来这个城市之前，对新奥尔良的印象，是 2005 年的那次大洪水以及香喷喷的炸鸡翅。原以为大水过后的新奥尔良是破败的，简陋的，没有想到，这个城市仍是那么富有个性，那么具有活力。可惜的是，这次逗留的时间太短，工作之余尚没有时间去慢慢地逛街购物。我多么想和这里的人一样，很晚才起床，然后到咖啡馆，拿张报纸，坐上半天，或坐在临街的窗口，要一杯咖啡，悠悠地品味。悠闲，其实也是人生乐趣的一部分。

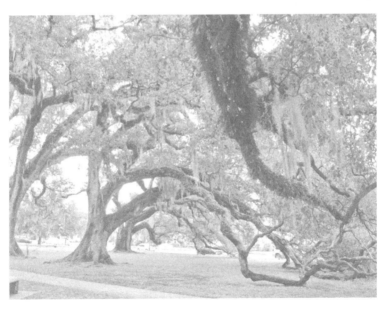

新奥尔良的橡树

我在西雅图的中国缘

这次来西雅图，中国缘不断。

来机场接我们的，是有一口流利普通话的 E 女士。她是当年成都中医药大学的留学生。当天夜里，我们住在西雅图东方医学院副院长 M 先生的家，他曾在北京中医药大学攻读过《伤寒论》博士。第二天，西雅图东域出版社社长的夫人 L 女士驱车带我们市容观光。她是台湾人，到美国已经 20 多年。她的丈夫是美国人，中文系毕业生，1973 年去澳门学习了中医，之后一直从事中医的学术推广工作。我的《中医十大类方》英文版就是他的出版社出版发行的。

周六和周日，我在华盛顿大学内开讲经方应用的讲座，听讲者 50 多人，是西雅图东方医学院的学生以及当地的针灸师、草药医生等。担任讲座翻译的是出版社的 B 先生，他的中文十分流利，专业词汇丰富，通过他传神的表达，我的经方应用的思想和经验引起大家的极度关注。大家或低头敲击键盘记录，或仰头听讲，阶梯教室里不时响起欢快的笑声，提问也十分踊跃，看得出，大家的神情已经被我感染。更让我惊奇的是，有的时候，我刚讲完，就有许多听众发笑和点头，原来，许多人是懂中文的。他们告诉我，西雅图东方医学院的学生是必须学中文的。讲座的间隙，许多学生拿着英文版《中医十大类方》让我签名，用标准的普通话说："谢谢黄老师！"讲座结束后，热情的助理翻译 D 先生邀请我们去他乔迁的新居喝茶。他在台湾学中医 10 多年，还娶了一位温柔的台湾太太。茶是改良过的铁观音，小杯品尝，口有余香。D 先生说，西雅图人最喜欢喝咖啡，但他经常邀请朋友来家喝茶，茶的香味常常让朋友们交口称赞。

今天上午，我在西雅图东方医学院作临床带教。这个学校不大，只是一栋三层小楼，但教室、诊疗室、中药房、图书馆、小食堂等一应俱全。教室走廊里挂着书法条幅，图书馆书架中有许多中文的图书，我的感觉真的很好！傍晚，专程从麻省来看我的 K 女士热情地邀请我们去海边烧烤。客人中有研究亚马孙河流域鸟类的 X 女士，有学中医而且擅长漫画的 H 先生，有来自印度的叫不出名字的一位中年女士，还有一位华盛顿大学环境人类学的 S 先生。S 先生年逾六旬，剃一光头，显得帅气依然。他说一口非常标准流利的普通话。他经常去四川，是研究彝族问题的专家，出版过好几本专著。他告诉我，南京大学人类学研究所就有他的博士生。我们就贵州大旱的话题，谈少数民族传统的环境保护意识，谈传统生活经验的尊重等，谈得很开心。S 先生还告诉我，在美国，研究中国少数民族问题的专家很多，光他所知道的教授大约有 40 多人。

我来西雅图短短几天，身边都是与中国相关的人、与中国相关的事。西雅图虽与中国相隔万里，但我一点也不陌生。我深切地感到，中国的文化已经不再是中国人的了，中华文化正在影响着整个世界。

布里斯班的云

布里斯班的云很美。

傍晚，我走出宾馆，原本的淅淅沥沥的小雨已经不见踪影，天空浓云渐散，布里斯班河的上空色彩斑斓。云在翻滚，在夕阳的映衬下变幻着各种色彩。先是灰色、黑色，然后阳光从中间的隙缝中透出道道金光，云被染成了橘红色，云层逐渐淡去，云彩变为白色，柔和绵软。随着太阳的远去，云彩又分割成很多色块，银色、金黄色、红色、淡蓝色、紫红色、灰黑色、墨色……直到天黑。云彩在夜空中依然依稀可见，在布里斯班全城灯光的映射下，犹如轻纱飘忽在墨绿色的天鹅绒地毯上。

云其实无所谓美，也无所谓不美。美，全在人心。经过四天的讲解，经方的魅力让澳大利亚的医生们心动。这次参加的对象，大多是澳大利亚早期的中医爱好者。他们热爱中国文化，喜爱中医中药，他们在苦苦地追寻中医的疗效。我的讲学，让他们兴奋。用利查德医生的话说：黄老师的讲课，是一道光，让我们看清了中医的方向。经方，给我们打开了一扇窗，让我们知道中医还有如此充满活力的芳草园。我听了，心里美滋滋的。

仰望星空

在我的记忆里，望星空是孩提时代十分惬意的事。夏天乘凉，手托下巴，经常仰望星空，遥望北斗，看那条银河，数那些数不清的星星，听大人讲那牛郎织女浪漫的事。近日，我居然在澳大利亚遥望星空。

这里距布里斯班大约100多公里，是澳大利亚最东端，早晨的第一缕阳光照耀到这里。大前天，东道主格雷先生将我们带到了他朋友戴维先生的乡间别墅，一幢精致的二层小楼，静静地建在满目绿色的山间。天气不错，雨停天晴，夕阳如血。晚饭后，我们关掉了屋内外所有的灯光，外面伸手不见五指，但星空璀璨。遥望天幕，银河宽阔，倾泻而过，无数叫不出名称的星星镶嵌两边，闪烁着银光。有的明亮，有的暗淡，许久还有一颗流星划过。我们仰起头，惊奇地如孩子般地观赏美丽的星空。

星空浩瀚，一望无垠；星空深邃，充满神秘，让人遐想。我说，中国人说天上一颗星，地上一个丁，每个人都会在星空找到你的影子。戴维先生说，西方人将银河叫牛奶路，这里是宇宙合缝的地方，吸引了无数的星星聚会。面对同样的星空，各个国家各个民族常常有不同的诠释，于是有许多美丽的神话故事。这是因为，人类需要想象，而且越是面对看不见的东西，越能激发起非凡的想象力。星空，常常寄托着人类对纯真爱情的希望，也常常寄托对未来美好生活的期盼，甚至寓含着对人生社会秩序的理想。

我仰望着星空，又想到了中医。为什么有那么多的人热衷于对玄理的探究和诠释？因为这些看不见的东西，能激发人的想象力，让人产生一种神秘感，甚至会让人陶醉其中，犹如我们仰望星空时的感觉。但是我想，医学不能仅仅是停留在冥想中，因为医生更需要面对活生生的病人，要确切快捷的疗效，更多的时候，对眼前患者近距离的望、闻、问、切，对脉、舌、咽、腹的细致观察，对体质寒热虚实、郁瘀痰湿的仔细甄别，要比空谈五行生克、气化水火更为重要和迫切。

夜深了，云彩开始遮蔽星空。据说布里斯班明天还有大雨。我回到房间，打开电脑，观看今天的新闻，浏览经方沙龙论坛的新帖，然后，修改明天的讲课提纲。明天还要工作。

随想烟雨中

从会场出来，细雨蒙蒙。常州市内道路拥堵，到火车站时已经是动车和谐号发车的时间，本来计划去售票处改签，但大厅硕大的电子屏幕告诉我：D5434 晚点。哈，等着我呐！

车开动了。车窗外是不断切换的青绿山水画。铁路两旁的色彩是跳动的，最清晰。有时出现的一排排嫩绿的依依垂柳，有时却是吐着黄绿色嫩叶的傲天意杨，还有那些墨绿的雪松、苍翠的香樟和冬青；更夺目的是红色，那是红枫的嫩叶，还有路旁赭石红的不知名的树木。向远处望去，麦苗翠绿，菜花金黄，村庄三三两两，粉墙黛瓦，静谧悠闲，散落在迷蒙的烟雨水墨长卷之中。今天无风，稍近一些的池塘河沟，水平如镜，倒影着河边的垂柳，还有静静的垂钓人和嬉戏的白鸭。烟雨中的江南真美！美得醉人。

这是一种朦胧的美。世间很多东西，如果太清晰，太直白，往往就无法让人产生遐想。人的思想需要空间，就如山水画的留白。《伤寒杂病论》为何让人产生美感，让人百读不厌？精妙之处就是张仲景只是提供了经验和事实，在方与证之间留下了大量的想象的空间。

这是一种自然的美。自然的美是一种变化的美。江南四季分明，再加上阴晴雨雪的气候变化，给人视觉带来的冲击就有不同的力度。秋天的金黄色，春天的青绿色，冬天田野的苍老坚敛，夏天山水的滋润丰腴，江南就是一首委婉动人的长歌，让人久听不厌。这好比经方，来自临床实践，纯出天道，其方证有一种韵律美、节奏美！

今天的美其实也是我心情的倒影。每次成功讲座以后，心头特别的放松，看什么都开心。自然其实无所谓美，也无所谓不美。美感是一种心理体验，美在我们的心中。还是说到经方，经方很美，但是这种美感，只属于孜孜以求经方医学真谛的人，只属于致力于治病救人的经方人！

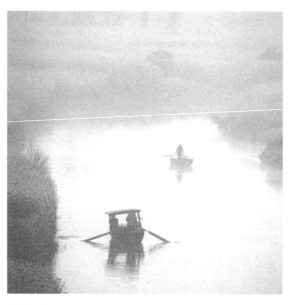

家乡之美

野味十足的晚宴

刚才在网上看到一则新闻：加拿大总督米夏埃尔·让夫妇6月24日中午在总督府设国宴款待到访的中国国家主席胡锦涛。菜单上是不少"野菜"。如加拿大野姜与Mariposa农场鸭汤，大草原谷物和野生酸苹果冻馅、野生韭葱等。

这次我到芝加哥的晚上，热情的芝加哥东方医学协会的汤姆会长就设家宴招待我，也是"野味"十足。

一碟炒牛肉，鲜嫩可口，味道不错，他们说美国中部的牛肉质量最好；一小碗煮芥菜，没有油，带有苦味，这是他在菜园里种的；炒甘蓝片，几乎没有咸味，味道微微发甜；自己腌制的酸黄瓜，不咸，但不脆。晚餐主打是野稻米饭。汤姆会长说这是他去密歇根湖边采集过来的，不好搞，每人只能两小勺。那米粒很长，青黄色，但嚼着有韧劲，很香，别有风味。因为他看我们吃得很香，第二天，还专门给我们送来了一盒甘蓝芥菜。

重视自然，是西方的一种思潮；欣赏野生，也是一种生活时尚。在西雅图的艺术公园里，有一株从原始森林里运来的粗大的枯树干，上面爬满了葛藤、蕨类、苔藓，公园精心的保护着这种原生态。西雅图的海边，水清澈见底，那种蓝，是少见的，是令人神迷的。在芝加哥的市中心，可以看到许多空地上长满了野草；许多超市的食品柜台，那些有机食品往往价格很贵。那天我刚踏进汤姆会长家，他就热情地邀请我们参观他的菜园，园圃不大，但种着许多蔬菜，还养着鸡。今天，我们来到的马萨诸塞州的艾莫斯特镇，全是绿树拥抱，虽是盛夏，全无暑气。

　　我也希望自己的国家能更加重视环境的保护，重视自然生态的保护，这是一种观念，也是一种生活的智慧。

深秋的鲁南

这两天我去了山东枣庄，顺便用傻瓜机拍了一些风景。虽不是名山大川，也不是名胜古迹，但镜头里依然可见深秋鲁南的美。

台儿庄的古运河，平静安逸，烟雨朦胧，犹如三月的扬州瘦西湖。无法想象，72 年前，这里是硝烟弥漫、血肉横飞的战场，一万余名中华勇士曾在此捐躯。

微山湖是当年铁道游击队活跃的地方，现在已经开发成湿地公园。那天的游人很少，湖边静悄悄，苍黄的芦苇荡，芦花低垂，河面水平如镜，或黄或绿的水生植物，静静地等待深秋的来临。

青檀古寺幽静，人烟不多。寺院墙外的红叶如霞，院内的两株雌雄古银杏，枝干遒劲，深秋的霜将其树叶变成金黄色和红黄色，在夕阳下，更显得苍老和深沉。

阳光下的熊耳山抱犊崮，昂着他挺拔光洁的头颅，山腰上的树林已经变成红棕色、墨绿色，犹如极富质感的围脖，显得一种阳刚之气。

自然是最美的。山川，花草，云雨，树木，春夏秋冬，无不透发着醉心的美，这美来源于天地日月之精华，也来源于赏美人纯净的心灵。自然的美，需要静静地去体会，需要悉心地去发现。我喜欢旅游，但讨厌人流如潮的旅游区，那里有人气，但失去了自然的美。在喧闹嘈杂环境中，我的心情会变得浮躁而不定，美的触角也显得十分迟钝。

我想，要发现经方的美，又何尝不是如此呢？！

敬重保守

　　从法兰克福机场驱车向北约个把小时，是一个不知名的小镇
Herborn。我这次到德国后的第一晚就住在这里。夜已经深了，蒙蒙
细雨下的石头街道湿润，拖箱轮子滑过的咯咯声在巷子里回荡，如
果不是路两边密密匝匝的木结构的德式小楼，我还真以为是走在当
年故乡的石板路上。

　　旅店是个老式木楼，但房间整洁而温暖。第二天清晨，推开临
街的木窗，湿润的空气扑面而来。对面的许多商店还没开门，小镇
静悄悄，但空气中飘来烤面包的香味，那是楼下一家面包店，4 个欧
元，可以买两只火腿夹心面包。小店还售热咖啡和牛奶，供顾客坐
在临街，慢慢地享用简单而喷香的传统早餐。

　　小镇旁的山坡上有古堡，古老的城门还在，爬山虎的枯叶加藤
蔓紧紧地缠绵着青褐色的城砖。教堂是哥德式的建筑，十字架的尖
顶高高的伸向天空，十分醒目。旅馆向东步行数百米，有一条小河，
河水清澈，上面有座老桥，桥灯罩子都已经是青绿色。凭桥栏远眺，
两岸都是丛杂的树木，虽无绿色，但或黄或褐色的树干枝条，倒也
衬托出初冬自然的美。

　　小镇的火车站是一座有年头的老房子，两面没有栏杆，人们可
以直接走进月台。售票是自动的，无须人手，车站房子内只有一个
小小的小卖部。几位旅客在月台上静静地坐着，等候小火车的到来。

　　市中心的广场不大，没有水泥广场，也没有绿茵草坪，只是石
头铺就。广场边有市政厅、警察局，都是不显眼的老建筑，但非常

敦厚坚牢，据说已经有上百年的历史。

　　Herborn，一个安闲幽静颇有古风的德国小镇。主人康先生告诉我，德国对古老的街镇和建筑都是精心保护的，政府有严格的法律和保护措施，普通的市民也有强烈的保护意识。康先生是个德国人，曾在杭州学习过，能说一口流利的中国话。他说：中国的小镇老街也很有历史，很有味道，但可惜拆得太多了。太可惜了！我看着他严肃的神情，一时无语。我想起人们说德国人保守，但我现在觉得这种保守需要敬重！保守不仅仅是一种文化的自信和自觉，而且保守与创新相比，更需要智慧和勇气，更需要耐心和淡定。

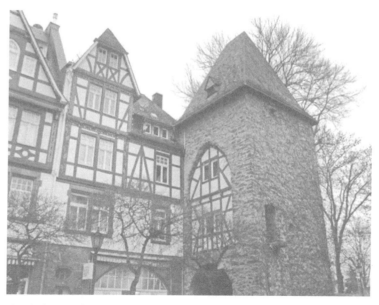

德国街镇的古老建筑

雪景心悟

2010-12-01

遭遇 2010 年德国的第一场雪，是在慕尼黑西南的一个小镇马克多奥伯多夫。大雪纷纷扬扬，下了整整一天一夜，把大地全染白了。我担心大雪封路，耽误回国的行程，其实，这种中国式的担心是多余的。今天我先坐朋友的小车沿着高速公路去慕尼黑，接着换乘快速列车，北行经纽伦堡到法兰克福国际机场，一路上不仅畅行无阻，而且平日不多见的欧洲雪景，让我心有所悟。

雪过天晴，太阳还没有出来，无边的天幕是深蓝色的，只是东方镶着一道金边；广袤的大地是银白色的，只是不断迎来的森林是灰黑色的。窗外的色调简单而深沉。

很快，金色的阳光跃上树梢，眼前顿觉金银闪烁，树是玉，云是锦，满地洁白晶莹。阳光是温暖的，不久，大地开始生腾雾气，白白的，柔柔的，飘逸，轻扬，越过公路，笼罩在村庄。有一处山坳，阳光飞射而下，树林犹如琼楼玉宇，宛如进入仙境一般，可惜不久便是平野，远处雪地里有几头悠闲自得的奶牛，附近人家屋顶上飘出缕缕炊烟，又回人间。

中午开始，天上的云开始聚集，犹如飞天的雪团。太阳或隐或现，天地的色彩有浓有淡。列车驶过城市，只见高楼穿天，雪掩红房，不见行人，但见路上车流如水，红色大卡车，黑色小轿车，黄色扫雪车不时闪过车窗，可见城市的忙碌。

不知何时，太阳躲进了深深的云层，窗外的色调渐渐暗去，天地溶为一色，只是森林和村庄在灰色的色板上刷上墨色。车窗外，有时是一幅西方的铅笔画，浅黑灰白；有时是一幅铜版画，线条纤细；但更多的是我熟悉的一幅幅中国水墨画，湿润朦胧，其中有的更像元代的文人山水画，空疏清灵，孤寂无声，让人玄想无限。

在阳光的折射下，车窗外的雪景变化无穷，一时有一时的神韵，一地有一地的风情。色彩艳丽，晶莹透亮固然让人心动神往，但天地一色、暗淡无华时也有一种空寂清冷的美，可以让人静思，让人心悟。人生犹如旅途，年龄就是太阳！人生的每时每刻，都有美值得你欣赏！

西峡山茱萸

　　进伏牛山，满目金黄。那不是秋天的色彩，而是春天的山茱萸花。4月10日，我们在西峡祭拜医圣张仲景像之后，便驱车去宛西制药集团的山茱萸种植基地。这里是位于海拔800米的伏牛山区，山坡上长满了山茱萸树。山茱萸花花瓣小，花蕊突出，一簇簇，长在褐色的没有树叶的枝条上，更显得山茱萸花的清丽率真。

　　山茱萸是山茱萸树结的果实，每年的十月，这里满山通红。药农们小心翼翼地采摘下红红的山茱萸，经过净选、软化、去核、干燥的工序，就能够入药了。加工的成品以净皮无核，肉厚柔软，色紫身干者为佳品。山茱萸，处方名有山萸肉，嚼之满嘴酸涩，其味道厚实，古代用来补肝肾，涩精气，固虚脱，张仲景《伤寒杂病论》中治疗虚劳腰痛、消渴、小便不利等病证的肾气丸，就有山茱萸在内。

　　我用山茱萸，多是用来固脱止汗。10多年前的一个春夏之交，我岳父哮喘持续发作，住院效果不佳。岳母来电话说，病危通知已下，人一动就喘，虚汗连连。我当即认定是虚喘，立即处方桂枝加龙骨牡蛎汤加山茱萸、麦冬、五味子，让妻子煎煮后，带上汤液直奔医院。此药真灵，下咽不久，气平汗收。岳父连连说：这药好！这药好！他还说药味道好，如酸梅汤。7年前，妻子哮喘突发，冷汗淋漓，气喘不休，几近虚脱。情急之中，我将家备的高丽人参一支和山茱萸两大把，边煎边喝，才转危为安。

　　历代名医中用山茱萸最有心得的，首推河北张锡纯。他说：救脱之药，当以萸肉为第一。无论上脱、下脱、阴脱、阳脱，奄奄一息、危在目前者，急煎山萸肉90克服之，其脱即止。他用山萸肉救脱，多配人参、山药、龙骨、牡蛎等。他还用山萸肉来止腹痛，疗心悸，治虚痹腿痛，经验十分宝贵。

第一次看见那么多山茱萸树，也第一次看到美丽的山茱萸花，我不禁驻足细赏。当地人告诉我，山茱萸树几乎都是野生的，但生长期长，要10年以上方能结果，而且结果不容易，花期3～4个月，果期9～10个月，也就是说，从开花到结果，山茱萸需要一年以上的时间才能酿成正果！这犹如经方，积累数千年，历经无数人，方得一方一证，来之实在不易。如果说经方是中华民族生活智慧的结晶，那么，山茱萸就是天地日月的精华。

徐霞客故居感想 | 2011-04-30

　　上个星期五，我趁着去江阴出诊的空隙，又去瞻仰了徐霞客先生的故居。和以往一样，我先去看看那颗罗汉松，这是先生当年手植，距今400年，依然遒劲有神；再去先生的冢前默哀，看看那块字迹有些模糊的墓碑；然后在晴山堂里看祝枝山、董其昌、顾炎武等人的墨迹石刻；最后，来到当年先生出游的码头。春天的江南，烟雨朦胧，胜水桥下水平如镜，我似乎看到徐霞客先生出游时小船的倒影，看到他那清瘦的身躯和坚毅的目光。

　　我钦佩徐霞客特立独行的人格。明代末年，他不是去留意科举，而是淡定从容地出游考察，将一生贡献给了自己钟爱的地理旅游事业。我更欣赏先生脚踏实地的治学态度。他一生用自己那双脚丈量了祖国的大部分名山大川，直到他患病无法下地为止。他考察之后，还有记录，这些资料就是他的数十万字的《徐霞客游记》。用明代文人钱益谦的话说，《徐霞客游记》是霞客毕生"手攀星岳，足蹑遐荒"的考察记录，是"世间真文字，大文字，奇文字"。先生无意于成名，但先生是举世公认的著名的地理学家和旅游家，是我家乡的名片。先生虽不是医生，但先生身上的透发精神，是为医者所应该具备的。

　　我想，我们在诊室看病，犹如先生出游考察，面对一个个病人，需要如先生那样细心观察，耐心倾听和解说，每个病人都是一道不同的风景，需要脚踏实地深入其中，来不得半点空谈。徐霞客先生在游历中曾三次遇盗，数次绝粮，仍勇往直前，这种精神也是为医者必须的。科学犹如探险，临床上不断出现的疑难病症的诊治需要"徐霞客精神"。

我想，我们整理医案，犹如先生撰写游记，需要如先生那样用细腻的文笔，要用"真文字"如实而传神地记录下每个患者发病的特点和方证识别的要点，并分析取效的机理或失误的原因。徐霞客游记虽是先生逐日的观察和记录，但丝毫不影响其著名地理学家的地位。医案是个案，但中医个体化治疗的基础就是个案，一个个真实而典型的个案，就是中医识证用方的样本和规范。张仲景《伤寒杂病论》的条文可以当作医案来看；吴鞠通的《温病条辨》是叶天士《临证指南医案》部分医案的提炼；让大塚敬节先生奠定日本现代汉方家地位的不是他的动物实验报告，而是他的医案《汉方诊疗三十年》。这本在日本畅销不衰的汉方著作中，没有所谓学问的概念、定义、原则、范畴诸多理论术语和冗长的论证，而是先生自1927～1958年的三十年间临床医案的精华。一册在手，犹如随诊先生之侧，每案都让你受益良多，犹如读徐霞客游记，让人置身于名山大川之间，留恋而往返。

我还想，我们做医生，也应如先生那样淡定闲静，不带任何功利，只是为了心中的志趣，为了探索真理，为了救死扶伤。如果先生当年也沉迷于科举，那只是江南多一个秀才举人而已，而中华民族就少了一位杰出的地理学家；如果我们医生成天为稻粱谋，那只是在生意场中多一批卖药人，而科学领域里则少了一批探索者。如果真是如此，那将是中医学的悲哀！

美国葡萄酒谷的气

美国旧金山有两大名谷。一是电子的硅谷，威名天下，我这次讲学就在乔布斯的苹果窝附近。还有一个是酒谷，是北美葡萄酒的主产区——Napa，译名纳帕。讲学的间隙，也特地去转了一下。从旧金山驱车向北一个多小时，便进入纳帕山谷，那里是起伏连绵的丘陵地带，车窗外整齐的葡萄架一望无边。美国 90% 的红酒产在加州，产在纳帕，这里是名声显赫的葡萄酒谷。

葡萄酒谷的旅游特色，是品尝各种葡萄酒。这里聚集了 400 多家酒坊。我去的几家酒坊是古色古香的老房子，掩映在绿荫之中。热情好客的酒坊主人，会让客人品尝各种葡萄酒，白的，红的，浓的，淡的，微酸的，略苦的，有柑橘和肉桂香味的，有纯净清澈的青苹果味道的，还有咖啡口感的酒，在高脚杯中轻轻晃荡，散发出诱人的醇香，随后，慢慢地流过味蕾，沁人心脾。

纳帕山谷自然条件得天独厚，从阿拉斯加南下的凉爽的海风吹抚着这里，全年气候温和，光照充足，早晚温差大，雨量较少，土壤富含多种矿物质，独特的气候和土壤环境决定了这里种出优质的葡萄。

同时，代代相传并且不断创新的酿酒技术，支撑着纳帕酒业的可持续发展。据说，这里最早的葡萄酒种植和酿酒技术是西班牙传教士带来的，至今 Napa 制酒业，依然保留着作坊式的前堂后店的传统手工业模式，就是葡萄，也采用人工采摘。纳帕人坚守传统但不迁腐，他们的目光也盯着外面的世界。1976 年，在美国加州和法国

200 周年庆典的葡萄酒竞赛（1976 Bicentennial Contest）上，以赤霞珠葡萄酿制的纳帕红酒为代表，一举击败法国红酒，夺得了两个金奖，并且包揽了"20 佳"中的 14 个最佳葡萄酒奖，由此，纳帕葡萄酒名盛天下。

归途上，我思忖纳帕人成功的奥秘在哪里？阳光和土地固然重要，但更重要的是葡萄酒谷弥漫着的一股气。在柜台上，他们热情地倒酒，微笑着看着我们喝酒的表情，那是一种自信；在工作车间里，他们专注认真，程序一丝不苟，那是一种自尊。散落在纳帕山谷的数百家传统的酒坊，用其传统的或现代的建筑，用其人工种植的万亩葡萄园，用他们生产的各种品牌的美酒，向世界传递一种精神，那就是不浮躁，不自卑，阳光满地，自强不息。这就是纳帕葡萄酒谷的气。这也是我们经方人所需要补的那股气。

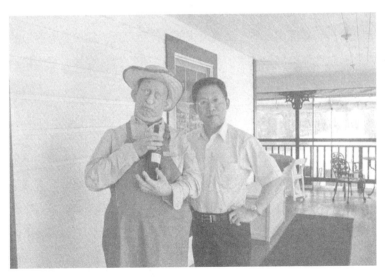

葡萄酒谷的气

1. 人行道上的铜牌

我住在柏林著名的肯尼迪大街旁的一个公寓，这里有不少老房子。我发现房子的墙根旁有许多 10 公分见方的铜牌，嵌在石头的人行道上，十分醒目。翻译告诉我，那是为了纪念当年被纳粹屠杀的犹太人而刻的。它告诉人们，在这栋房子里曾经住过他们。铜牌上有姓名、生卒年月和死亡地点。其中，有不少是在奥斯威辛集中营死去的。

2. 死难犹太人纪念馆

柏林市中心 Potsdamer Platz，初看是一片由高低不平的长方形水泥柱构成的广场，走近，发现是每根水泥柱下的路不平，沿路走下去就是一条条壕沟。那天是晚上去的，天色已经发暗，唯有西边的天际有片片血红的云。我走下去，脚下崎岖，光线黯淡，好多根柱子形成的沟道，让人觉得冰冷、沉重、窒息……

3. 柏林墙

我去柏林的这几天，正是柏林建墙 50 年之际。柏林有一些纪念活动。伯瑙尔街旁原柏林墙前，有一堵特别的墙，上面镶嵌着许多人的照片，那是为了纪念当年在死亡地带死亡的魂灵。许多人在默哀。布莱登堡门前的绿地上也有许多白色的十字架，下面摆满了鲜花，也是同样的纪念。1961 年 8 月 13 日，为了阻止东德人的逃亡潮，东德政府连夜围起铁丝网，切断了通往柏林西部的所有通道，以后，临时围墙又被改造为三米高的水泥墙，东德一面还有铁丝网等障碍，不仅有巡逻边防兵，还有自动感应的射击装置。柏林墙让东德、西德隔离了 28 年。记得柏林墙被推倒的那年，我正在日本学习，那是 1989 年。

4. 垃圾桶

我住的公寓院子里，有各种五颜六色的垃圾桶，有黄色、蓝色、白色、褐色、绿色，还有黑色。翻译告诉我，那都是为了垃圾分类用的，黄色是塑料垃圾，白色回收白色玻璃，绿色回收绿色玻璃，褐色回收厨房垃圾，蓝色回收纸张，黑色回收其他无法分类的垃圾。那次经过一个无名公园，路边有三个硕大的冠状桶，分别涂上绿、白、红的颜色，那也是专门回收各种色调玻璃的垃圾桶。德国人对垃圾分类非常认真，就是在火车上，依然有分类箱。德国朋友自豪地说，我们是垃圾分类专家。

5. 喜欢音乐的德国人

德国人喜欢音乐。那天晚上，学校校长请我去听音乐会，那是在夏洛特女王王宫举行的古典室内乐。宫殿里金碧辉煌，接待的小姐身着长裙，乐手头套假发，穿着古典的长袍，听众中也有身着古典晚礼服的，女的头上插根长长的鹅毛，男的则戴假发和黑色的伯爵帽。这场景，让我犹如置身于 18 世纪的德国皇家宫廷。演奏的乐曲表现春、夏、秋、冬四季的情趣，气势很大，但我听不懂，只知道介绍有巴赫的作品。

我更喜欢民间乐手的演奏。那天在柏林大教堂旁的桥上，遇一个三人乐队。那小号吹得优雅轻快，在吉他和电子琴的伴奏下，旋律跳跃翻滚，犹如一个帅小伙的踢踏舞，雄壮威武，昂首挺胸，而矫捷利落……就是那种感觉。他吹得太好了，许多人驻足观看，不时上前放上钱币。

还有一次。虽然已经是夜里近10点，但国会大厦广场上依然游人熙熙攘攘。广场上想起委婉的提琴声，旋律熟悉，是泰特尼克号电影的主题曲，乐手是位个子矮小其貌不扬的男子，但他那把提琴拉得如痴如醉，忽而低回深沉，忽而高昂呼唤，把人间大爱演绎得淋漓尽致，让人心醉。我忽然想起了华彦钧，那位家乡的民间艺人瞎子阿炳，他的指尖里流出的也是心灵的呼唤。

6. 麦芽啤酒

德国有一种啤酒，名麦芽啤酒。说是啤酒，其实不含酒精，但有麦芽香，甜甜的。据说是给小孩喝的。我在讲小建中汤时，学员中有问能否用这种麦芽啤酒代替饴糖？后来，我专门喝了麦芽啤酒。褐色的液体，犹如黑啤，确实好喝，是麦芽糖的味道。据康先生说，在德国，这种麦芽啤酒也是女人产后喝的饮料，可以增加奶水；运动员喝，能够增加体力。

7. 欧盟禁止中药的事

由于我国没有一家中药企业通过欧盟《传统植物药注册程序指令》的简化注册，所以，今年3月31日起，德国等欧盟国家就不能销售我国的中药制剂了。对此，国内中医药界颇多忧虑，而且，有些好事之徒也据此拍手称快。奇怪的是，德国那些洋中医们似乎对此毫无感觉，依然对学中医充满热情，柏林的中医学校办得挺红火，中医市场毫无肃杀之气。问其故，答曰无妨。原来，欧盟那个指令是限制了草药制剂，但与饮片无关，而德国许多人本来就不是开成药的。很多德国人还是喜欢吃煎药，对如何煎药，特别在意。汤剂，这一传统剂型在德国人心目中是很有东方味道的。我的翻译康先生说，欧盟的这个做法，能防止德国的中医不变成西医，能让我们多开经方。他的话是有道理的。我有一种感觉，经方在欧洲，今后应该有更大的普及和推广的空间。

8. 如此减肥

一个德国中年男子，减肥五月，共下去 25kg，但代价惨重。先是心肌梗死，然后是不明原因的脾破裂，再就是突发腹痛，一查原来是过用抗凝药导致脾切除刀口内出血。望着他憔悴的脸色，摸着那松弛的腹部，问用何种减肥法？说是光吃肉，不吃米面，加上剧烈运动出大汗。我说那不是减肥，是折腾身体，徒伤元气！开的方是黄芪建中汤，麦芽糖是必须的，另外嘱每日喝红枣桂圆糯米粥汤，还不能再出汗。

9. 餐馆女老板综合征

那天看了一对开餐馆德国夫妇。男的是个厨师，面红肚圆，眯花眼笑，犹如中国寺院的布袋和尚，有糖尿病，却毫不在意。女的则消瘦，满面愁容，疲惫乏力，睡不好，吃不香，怕风冷，容易出汗，胃脘痛，大便不成形，还有诸多愁诉，舌苔白。这是一个典型的柴胡桂枝干姜汤证，也可称之为"餐馆女老板综合征"。餐馆女主人的压力特别大，不仅要为餐馆经营状况担忧，更要过问和参与每天的经营生意。一早起来，准备客人饭菜，营业时精神高度集中，不仅要满面堆笑迎送客人，还有牢记每位客人所点的菜名酒水，耳朵还有注意客人的呼唤，不停地跑进跑出，往往满头大汗，结账算钱还不能出错……等夜深人静，送走最后一个客人后，要打扫厅堂，整理厨具，等到晚饭上桌，早已经疲惫不堪，食欲已无。而上床后常常思考家务事、儿女事，再加明天营业事务，于是，睡意没了，脑子还在工作。这种生活，让餐馆女主人们心身俱疲，失眠、抑郁、焦虑、胃肠不适等，常常是她们的常见病。而经方柴胡桂枝干姜汤能疏肝，能安神，能健胃理肠，这就是她们最后的调理方，抗疲劳方。

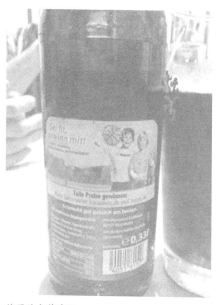

德国的麦芽啤酒

台北饶河夜市观感

　　来台北不逛饶河夜市，等于没来台北！热情的东道主将我们带到了市中心基隆河边的一条小吃街。这条街不宽，一二里长，街心和两边密密匝匝地摆满了各种各样的小吃摊。眼前只是通明的灯光，还有如织的人流，各种名目繁多的食物和花花绿绿的招牌看板。有炸蛋葱油饼，原住民山猪肉烤香肠、爆浆黄金鸡腿卷、烤鸡翅包饭、现烫鱿鱼、烤生蚝、鸟蛋虾球、青蛙下蛋、新疆羊肉串、北京羊肉串、阿祥号轰炸鸡、霸王别鸡、现烤芝麻杏仁肉片酥、三妈臭臭锅、油炸臭豆腐干、葱抓饼、黄金萝卜糕、胡椒饼、各式各样的面条和米线……目不暇接。最后眼睛花了，只是鼻子和味蕾有着记忆。大约空气中的气味有那么几种：有油炸鸡鸭鱼肉的香味，有海鲜的腥味，有臭豆腐的香臭味，有卤肉的五香味，有烧饼、馒头的麦香味，有芒果、凤梨等水果的香甜味，还有一种味道比较熟悉，那是药炖排骨大锅里飘出的当归、肉桂、丁香、胡椒等中药味。

　　我尝了好多种台北小吃。肥肠米线辛辣酸而开胃，烤生蚝、水煮螃蟹海味十足，猪血糕糯软，烤杏鲍菇爽口；最后是那烫手的胡椒饼唤起儿时的回忆，那馅饼外壳如家乡的萝卜丝烧饼，焦黄喷香，肉馅滚热，咬一口，舌尖上是胡椒粉的香辣夹着肉汁的鲜咸……最后喝了杯刚榨出的甘蔗汁，清凉甘洌。

　　这里的许多小吃均与养生食疗相关。如冬瓜茶，是用冰糖与大冬瓜反复煎熬而成，据说是依古法配制，能清热解渴；仙草茶、仙草蜜、仙草果冻、仙草奶茶等仙草系列，在台北到处可见，据说这种仙草具有清热解毒消暑功效，是炎热的夏天当地人喜爱的饮料；蜜饯店里的九制陈皮、蜜汁金橘，能理气，能化痰；青橄榄，能利咽，能生津。药炖排骨更是药味十足，里面用 10 多种中药材烹制而成，鲜香诱人，所以食客最多，许多人吃得津津有味，满面红光；还有那姜母鸭，用大量老姜与米酒等与上好鸭肉炖至极烂，那汤辣且香，吃了欲罢不能，保你浑身发汗，寒气尽散，这与经方的当归生姜羊肉汤有异曲同功之妙。

药食同源，在台湾表现得淋漓尽致。有人告诉我，台湾的中药材大约 70% 是用在厨房的，看来不是空穴来风。台湾的中医也人气很旺，许多中药制剂进健康保险，许多公立医院也设有中医部，全岛有四所医科大学开设中医专业，设立的中医师特别考试制度为期 100 年，在台湾选拔了自学、家传中医人才 5000 余人。中医，中华民族特有的传统医学，以其浓郁的文化性，深深扎根于华人的生活之中。逛台北饶河夜市后，对中医的感情更为深入一层了。

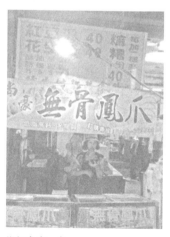

饶河夜市一角

愤怒的小鸟为何能成功飞出芬兰

　　这次在飞机上翻阅《参考消息》，被一则来自赫尔辛基的特别报道所吸引。迄今为止，手机游戏"愤怒的小鸟"在各种游戏平台的全球总下载量已超过 7 亿次，创造了移动游戏领域的神话。与此同时，今年 4 月 28 日，世界首家"愤怒的小鸟"主题公园在芬兰南部城市塞尔坎涅米游乐园向公众开放；2011 年 9 月，芬兰航空首个"愤怒的小鸟"航班由赫尔辛基飞往新加坡；同年 11 月，首家"愤怒的小鸟"专卖店在赫尔辛基开张，小鸟巧克力糖果马上就在北欧国家上市。"愤怒的小鸟"火爆了，发明游戏软件的罗维奥公司也成功了，现在该公司 40% 的收入来自游戏的衍生产品。

　　我也玩过"愤怒的小鸟"游戏。这个游戏操作简单，手指滑动屏幕就可以；游戏内容充满童趣，那些胖乎乎、没有腿、不会飞的小鸟，怒目圆睁，又十分可爱。为报复偷走鸟蛋的绿皮猪们，奋不顾身地撞向对方，最终夺回鸟蛋。还有，游戏随时可玩，等车时、地铁上，特别是工作繁忙之余，用一点点时间，用手指划几下，也可发发郁闷之气。这是个符合时代特点的好游戏。

　　"愤怒的小鸟"为何能够成功飞出芬兰？记者撰文认为，罗维奥公司成功的秘诀并非完全来自于技术创新，而是源于返璞归真的设计，对受众心理的正确把握以及独特的互动营销等产品开发和营销策略的完美运用。文章披露，罗维奥公司原来仅有 12 名员工，在发明"愤怒的小鸟"之前，该公司已经濒临破产，但他们抓住了移动互联网崛起的难得机遇，在 2009 年制定了进军 Appstore 的重大决策，将研发力量集中到 ios 平台，历经 8 个月几千次的修改，终于诞生了"愤怒的小鸟"们。

比照罗维奥公司，我们的经方如何更好地走向世界，走向大众？首先，使用的规则要简单，方证要尽量客观规范，要让人好学好用；其次，经方的教学内容可以碎片化，可以化整为零，让学员零敲碎打也能学好经方；第三，经方推广要利用网络，甚至是移动互联网，在任何地方，在任何时间，只要有网络，就能学习，甚至在掌上也能阅读查阅；再有，经方推广要形成产业，开发经方相关的衍生产品。

经方的滋味

到了机场办好登机牌，才感到有点饿，一抬头，看到楼上有红红的灯笼，喔，那是味千拉面的店招！这家日式的拉面店，我在南京经常光顾，那面条汤浓醇香，软骨猪肉透烂，好大一碗，吃得满头大汗，口角流油，能过瘾！

吃味千拉面，常常让我想起当年在东京那个冬夜，那个路边面摊。从东京郊外的中央林间回来，已经深夜。下地铁后，药剂师斋藤君热情地邀请我去吃面条。从饭田桥站下来，走进一条小巷，转了一二个弯，便闻到肉香，只见灯光下路边有个棚子，热气腾腾，那是一家路边面摊。斋藤说这家的豚骨拉面好吃。我要了大份的。一位小伙子麻利地抓起一把面条，甩几下，便投入沸腾的大锅里；一位老师傅，在案板上切着熟肉卷，刀一下去，肉卷里油直溢。面条端上来了。好大的毛边陶碗，汤特别浓，呈乳黄色，上面一层油，顿时将飘着的葱花烫得雪白碧绿，喷香扑鼻；汤里面还有嫩白的绿豆芽、烂烂的黄豆和鲜嫩的笋干。特别是那两大片猪肉，瘦肥相间，入口酥软，满口肉香！这大碗面条，吃得我浑身发热，疲惫全消。那切肉师傅很健谈，他告诉我们，他家的面汤是用猪骨头和昆布反复炖熬而成，所以香；那肉呢，是用上好的猪肉按肥瘦切成片卷紧，用棉线捆紧后，文火炖至极烂的，所以口感好。他笑着说，他这里有很多常客，不过，多吃会发痛风的！

面条是普通的，猪肉是家常的，但这家豚骨拉面给人的味道是醇厚香浓的，其中的奥秘，是火功，更是厨师的耐心和高超的厨艺。

其实，我喜爱的经方也是这样的。经方用药极其平常，都是那些可入寻常百姓家的廉价药物；经方的组成也非常简约，少的三五味，多的十余味，大多七八味，但经方治病效果就是好。大病重病，还非经方不可。那么，经方取效的奥秘何在？就在于医生的识证眼光。用经方，讲究方证相应，用家乡话讲，那叫"药对证，喝口汤；不对证，用船装"。而要做到方证相应，那就不是一件容易的事情。古人说，做学问，必须读万卷书，行万里路。我说，学经方，行路不必万里，但读书需破千卷，开方当过万首。一如那家的豚骨拉面，需要文火慢炖细熬，没有那份耐心，没有那种厨艺，是出不了那种滋味的。

访马谈经方

　　这次去马来西亚讲学，遇到一位我当年的学生。他在当地干得非常出色。他说经方很好用，起效快，能治疗大病重病疑难病。他说，刚学医时，一些当地的中医告诫他：南洋湿热多雨，常年如夏，《伤寒论》方是不能用的，应该用温病方。现在看来，纯属误导！

　　我说，《伤寒论》书名伤寒，但全书是讲人的应激反应，讲如何用经方来对应和处理各种不同的应激反应。人类面临的应激原很多，寒冷、酷热、潮湿、细菌病毒、创伤、出血、疲劳、紧张压力等等很多，人体接受的刺激不一，但人体的应激反应方式则一。所以，《伤寒论》论伤寒是举例，也是泛指，大可不必纠缠于气温的高低寒暖。马来西亚天气炎热，人常常出汗，同时空调无处不在，人又容易闭汗，忽冷忽热，机体也非常疲劳，这就是应激，就会出现《伤寒论》上所述的各种方证。我说，来马来西亚几天，看到不少阳虚阴寒证，许多人舌暗淡，面色黄，还真需要用姜桂麻附剂！用经方，谈何南北宜忌？

　　那天晚上，他带我品尝了当地的土菜——肉骨茶。这是一些当年码头工人爱吃的菜肴。大块的猪肉和猪骨，用肉桂、当归、党参、干姜、胡椒、白术、熟地、人参、党参、川芎、玉竹、甘草等中药烹制而成，味重汤浓，入口麻辣，喝后浑身发热，周身汗出，几天来旅途讲学所致的疲劳也顿时消解许多。

　　可见，在湿热的南方，温药是必须的，这几年在我国南方出现使用姜附剂的热潮，也不是虚热邪风。但是，为何还有很多人排斥经方呢？我常常听到各种奇谈怪论。有人说经方用药峻猛，只适宜于北方彪悍的强人；有人说南方没有真伤寒，没有真正的麻黄汤证；有人说古今疾病不同体质不同，古方焉能治疗今病？还有人说经方的方证相应是对症状用药，不重加减，是缺乏灵活性！听到这些糊涂话，我先为之哑然，继而陷入沉思。是啊，不是经方不好，而是那些人眼前的魔障太多，脚下的羁绊太多。经方的推广与普及，任重道远，还需要有识之士们的不懈努力。

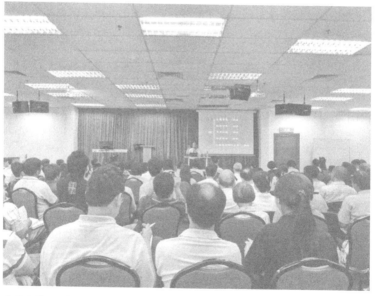

吉隆坡讲课现场

听歌有感

无意中打开电视，居然是当今红透的节目《中国好声音》。一位盲人女歌手，着实不漂亮，但她的歌声居然打动了我，让我听完。她唱的是盲人对光明的渴望和对爱情的执着，歌唱技巧不复杂，但是真情流露，仿佛有穿透力，让在场的听众和嘉宾感动，我也心颤。

我眼前浮现出今年7月台南街头一幕。安平古堡街头，一对卖唱的侏儒夫妻，年龄50岁上下，男的打着领带，女的穿着花衣、戴着草帽，在音响的伴奏下，两人用带有悲情的嗓音唱那些令人怀念的老歌。旋律是熟悉的，歌词也记得，但是经他们两人唱出来，感到特别的真切动情。我忍不住驻足凝听，并走近扔进几个零钱……

为何这些身体不自由的人唱歌会那么入耳？是专注，是真情。肉体的世界是不自由的，精神的天地却可以任其放飞其率真的梦想。他们将真情倾注在歌声里，就如当年瞎子阿炳将对人生的真实情感倾注在二胡琴弦上一样……

天地间，大凡真的东西，都是美的，都是能够打动人的。浩瀚的大海，奔腾而来的钱江大潮，无边的草原，东流入海的大江……自然是真的，于是给人的感觉是美的。鲁迅先生的檄文，巴金先生的真话，白石先生笔下的小品，都是真情实感的流露，于是也能激励人、感动人。

这里，我想到了热爱的经方，我中华经方，又何尝不是大真之中见大美呢？

运城盐池与芒硝

这是中原腹地的一个古盐池，面积有 130 平方公里，南北宽 5 公里，东西长 30 公里。传说当年轩辕黄帝与蚩尤曾在此大战，其原因也是为了盐池权的争夺。现在这里不再生产食盐，而是国家的一个重要的无机盐工业基地，也是中药芒硝的主要产地。上个月我趁去山西运城讲学的机会，抽空去盐池边走了一下。

深秋的晋南，气温与南京差不多，风吹来有些凉意。南出运城不久，便可见盐池纵横，一望无际，远处是险峻的中条山，近处是池边枯黄的荒草和芦苇。盐池虽无绿色，但不时有水鸟掠过，显得依然有生命力。水鸟有的是白色的，有的是灰色的，据说，盐池里有盐虫，可供水禽觅食。陪我参观的李院长告诉我，食盐是太阳晒出来的，芒硝是寒风吹出来的。每年冬季，西北风一刮，盐池一片白茫茫，那层结晶就是芒硝。

芒硝是经方重要的药物。张仲景的大承气汤、调胃承气汤、桃核承气汤、大陷胸汤、柴胡加芒硝汤，都有芒硝。后世名方如玉烛散、防风通圣散、指迷茯苓丸等，也都用到芒硝。

芒硝能泻下，特别是能下燥屎、积热。江阴名中医夏武英先生治疗老人便秘腹痛，常常大黄、芒硝、枳壳、莱菔子等同用，不拘来人胖瘦，只看舌苔是否厚。后查文献得知，天津吴咸中院士的团队治疗肠梗阻，善用大承气汤，现在已经开发成新药。大陷胸汤将芒硝与大黄、甘遂同用，治疗急腹症重症，张仲景的话是"不大便五六日，舌上燥而渴，日晡小有潮热，从心下至少腹硬满而痛不可近"，这种情况，现在只能在ICU病房才能见到了。经方沙龙网友zhzfeng2008年10月8日介绍，用大陷胸汤治疗胆源性胰腺炎1例，腹痛如石，胃管注入，腹泻4次，症状顿减。

芒硝可治疗胆病。大柴胡汤加芒硝，还能治疗胆结石，特别是腹痛者，用之有效。那年见一患者说服中药后排出许多小石头，看其病历，是柴胡加芒硝汤，开方人是我早年的经方朋友陆建华。另外，我想到了经方硝石矾石散。许多肝胆结石的患者常常会伴有黄疸，肤色发黑，与古人所说的黑疸相似，而黑疸的专方是硝石矾石散，此方配伍简单，将硝石与矾石两药等分，研粉，用大麦粥调服即可。只是我还没有成熟的经验可以介绍。

芒硝能通月经、下瘀血。古代文献有单用芒硝下死胎；复方的调胃承气汤、桃核承气汤、玉烛散等，可以用来治疗妇女月经不通或产妇恶露不尽，见腹痛者；桃核承气汤和葛根汤加牛膝，我多用于多囊卵巢综合征的女性。

芒硝还能外用，如芒硝外敷肚脐，可以治疗阑尾炎、重症胰腺炎、肝硬化腹水、乳腺炎等。还有大家熟悉的家庭常用外用药——西瓜霜，其实就是芒硝的精制品，其制法有趣，是将芒硝放于西瓜内，任其风干，西瓜表面会长出许多白色的细毛，将它刮下，就是西瓜霜。不过药店卖的润喉西瓜霜，还配合了冰片、薄荷脑等中药。这东西还挺管用，口疮、咽痛、牙龈肿等，局部吹一些，凉丝丝，不仅舒服，而且容易愈合疮口，消炎止痛。

芒硝，是大自然给人类的恩惠，而使用芒硝治病，是人类的智慧。我们在感谢大自然的同时，也要敬重中华民族的先人，是他们无畏的尝试，才有宝贵的经验传给我们。

慕尼黑郊外随想

　　下午讲课结束，主人带我去慕尼黑郊外走走。驱车十几分钟，就到了一片森林。满目春天的嫩绿，小道旁长满了绿莹莹的野草野花，其中蒲公英最抢眼，昂着毛茸茸的头。林间婉转的鸟语，更显得绿色下的寂静……

　　走出森林，是无边的田野。天很高、很蓝，云也多，云层翻卷着，变幻莫测，忽而高凸，忽而平坦，阳光下，云彩或白亮，或灰暗，或橙黄，或血红……地上是绿茵茵的草地，上面无数的小花，黄色的，白色的……不远处，还有一群悠闲自得的奶牛。

　　再往前走，空气中飘来牛粪味的泥土的气息。那里是刚翻过的大片农田，斜阳下，拖拉机耕作画下无数逶迤的线条，伸向远方……极目远眺，天边横着一两个村庄，庄前那道金黄色的色块，是盛开着的油菜花田，庄后深绿色的色块，是好大一片树林。

　　咣，咣……悠扬的钟声来自村庄。向西看去，血红色的天际线下，矗立着一个大蒜头样尖顶的建筑，那是天主教堂。

　　走近德国的村庄。农家小院静谧，木质的篱笆墙内，郁金香花开正艳；传统的木板房的窗户下，是一盆盆娇艳的红玫瑰；烤火的木柴堆得齐整，散发着松木的香味。村口的河塘水清澈见底，一阵清香飘来，河边那棵大密蒙树，花开正满……

　　我恍惚起来……慕尼黑郊外的景色，很像我儿童时代的故乡。那时我的故乡，也有望不到边的田野，也有静谧的村庄，只不过那里没有教堂，但有咣咣的音响，那是远处灌水站的老式柴油机的轰鸣，还有黄昏时节棉织工厂的汽笛……可惜，故乡的美丽已经成为过去，它化作了记忆的碎片。

天地本来就应该这么洁净，农村本来就应该这么静谧安详，只不过我已经习惯了居住地的环境，反而觉得那灰蒙蒙的天空是常规，那浑浊的河水也是当然，看见那城郊结合部路边的淤泥污垢，还有抛洒满地的垃圾和挂在树枝上的塑料袋，埋怨几句后便不再张嘴，见怪不怪……

我突然想起了温水煮青蛙的故事，心头有点发紧。见怪不怪，其实也是一种慢性中毒。近年来国内媒体曝光的药品食品安全问题，触目惊心，希望国人能对此不再麻木。还有我钟爱的中医，积压问题成堆，但喊过几年振兴之声后，居然复归无声！我不怕中医在激烈的竞争中流血，就怕在众人的漠然中萎缩。

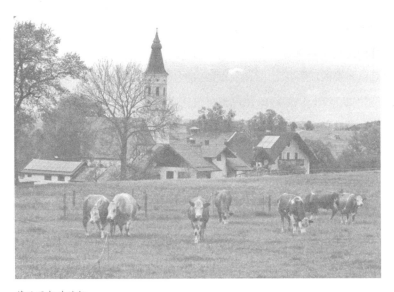

慕尼黑郊外随想

徐州灶台羊肉

前天去徐州，一路赶，到驻地已经夜里9点多，还没有吃晚饭。主人问我吃什么？我说吃羊肉。早就听说徐州的羊肉好吃，再加徐州的冬夜确实冷，风刺骨。

车子开到云龙湖畔。不巧，那家有名的羊肉馆已经打烊熄灯，只有隔壁一家小餐馆亮着灯，顾客没几人。走进去，看到墙上有灶台羊肉的招牌，也没想，就要上一份。

上二楼包间，里面居然是一个大灶台，支着一口大铁锅，烧的是硬柴火。服务员端来一大盆羊肉羊汤，倒入后，整整半锅；羊汤黄白色，飘着一层油，；羊肉肥瘦皆有，瘦肉红，肥肉白，汤里许多白色的大蒜头，黄色的姜块，上面还有一把绿油油的青葱。一会儿，羊汤沸腾，屋里顿时飘出肉香。这羊肉已经很烂，没有丝毫的膻味，只是满嘴的羊肉香。我们叫上一瓶古越龙山，让服务员热了，就围着大锅吃起来。黄酒醇香扑鼻，羊肉鲜香可口，肉汤浓厚暖胃，那滋味，绝了……

这顿羊肉吃得食欲大开，浑身冒汗，而且丝毫没有腹胀，一夜好觉。第二天，居然毫无口干、腹胀，这羊肉好！

这灶台羊肉，好比经方，主药明确，羊肉就是羊肉，实实在在，别这个放一点，那个放一点，最后变成了杂烩汤。

问这家的羊肉为何好吃？服务员说，他家老板选料严着呢，特别讲究。如何讲究，她说不出。不过，看那羊肉确实不错，肉质细腻，肥瘦相间，估计不是来自内蒙古，也是当地的绿色食品。经方何尝不是如此？方虽好，药不正，效果也是出不来的。

那晚这顿羊肉，是一门心思吃羊肉，吃肉喝汤，没有其他大菜干扰味蕾，最后，主食是在铁锅沿上贴熟的玉米饼和山芋面饼，喷香绵软，与羊肉汤是君臣佐使，绝配！

一锅羊肉，吃得大家满嘴流油，心满意足。一结账，才一百几十元！这真是徐州人的气度啊！价廉物美，与古代经方无异。

这灶台羊肉，绝对有生活。这种吃法，浸透着民俗古风，积淀着饮食生活的经验，能唤起我儿时的记忆，能调动深藏的味觉，我甚至想到当年的刘邦哥们是否也曾如此享用过这种美味？说心里话，比起那种在昏暗的烛光下，围着围兜，慢慢品着红酒，轻轻用刀叉，咀嚼无声的法国大餐吃法，我似乎更喜欢这种豪放、粗狂、实在的中国北方吃法。这犹如经方家用药，大刀阔斧，直来直去，方证相应，以实为本，以简取胜。

我喜欢吃徐州灶台羊肉。下次，还要去那家小餐馆。

烤生蚝的味道

这次去旧金山湾区讲学期间，和热情的学生们去海边吃了烤生蚝。生蚝，就是我们常说的牡蛎。

出金门大桥，车子在山里左右盘旋个把小时后，我们眼前出现一个狭长的海湾，在海湾边的一个滩地，就是烤生蚝的卖场。这里是加州著名的生蚝养殖地。有规律的潮汐，绝无污染的环境，使得这里的生蚝最肥美，每年的一二月正是吃生蚝的时节。

早春的加州，还是冷，海风吹来，更让人缩手，但烤生蚝的滩地已经人气很旺，白人、黑人、黄种人都有。大家忙选了个避风的烤炉桌，忙不迭地点燃炭火。生蚝是刚出水的，湿湿的。这种长三角形的贝壳，粗黑、厚实，表面粗糙，高低不平，粗一看，就像一块难看的石头。烤生蚝实在简单不过。将整只贝壳一排排地放上铁架，在红红的炭火烘烤下，不久，生蚝壳开始开口冒气，滴下的水与红红的炭火相遇，发出嗤嗤的声音，空气中弥漫出淡淡的夹着海腥味的香味。这时的牡蛎，就可以吃了。

掰开蚝壳，只见晶莹洁白的贝壳里居然是一块丰腴的软体，犹如蝉翼条纹的黑褐色肉裙，肥白微黄的光润肉唇，冒着热气，在汁水中微微颤动。吃这种生蚝不需刀叉，只要用唇齿轻轻吸吮即下。这时，舌尖的感觉是咸、是甜、是鲜、是腥、是涩，似乎都有，但都不浓烈，淡淡的，只觉得味道特别，好吃，忍不住滑下，一个接着一个……

我第一次吃炭烤生蚝。有人说，吃烤生蚝要滴几滴柠檬汁；也有的说，要加州葡萄酒相伴，白葡萄酒更好；旁边是来自日本九州的几个年轻人，他们吃得细腻，烤生蚝上还放了萝卜泥和芥末，也送我一只尝尝。以上，我都吃了，味道确实各不一样，但比较下来，还是原味的烤生蚝更好吃。这种味道很特别，细细品味，里面应该有太平洋海水的咸味，有加利福尼亚泥土的腥味，更多的应该还有生蚝数年吸食日月水土精华的鲜味。

我又想到了经方。经方来自前人数千年的临床实践，是经验的结晶，其外表质朴粗犷，内在鲜活精细；其方药，或二三味，或四五味，或七八味，不拘成数，唯求与证相应，医者对证下方，自然效如桴鼓。用经方，原方最好。原方最有效，原方最安全，原方汤液最适口。用经方就如吃烤生蚝。烤生蚝，无论何种调味，都不如蚝壳为盘，海水当汁的吃法，唯有如此，方能品尝到自然天成之美味；用经方，也不可大加大减，更不可忽略方证而随意堆砌药物，否则，经方的魅力必然黯然。

我在巴黎吃西餐

这次到巴黎讲学，顿顿都在外面吃。巴黎到处是餐馆，经营着世界上各个国家的菜肴。我下榻的宾馆周围，西餐馆最多。

第一天晚餐去了家法国老餐馆。据说有百年以上的历史，在塞纳河边的一个小巷子里，门面很小，进去更是人挤人。服务员都是老人，据说厨师在这里经营多年，味道原汁原味。法式蜗牛是必吃的，还有鹅肝酱、烤鱼。可能是旅途疲劳，时间倒错，舌头上的味觉比较迟钝，但视觉很新鲜。

后来又去了家法国老餐馆。拐了几个弯，走到一条石子小路，在那家如城门的餐厅门口，居然排着长队。进去一看，里面人声鼎沸，就如中国的大排档，同样拥挤。我们点了烤鱼、法式香肠、鸭子，加上香槟酒，吃得开心。席间遇到两位中国姑娘，来自英国某大学，她们是根据网上介绍找到这里的，说这里最便宜还正宗。还有，这里的经营方式依然沿袭当年，比如服务员是不允许用计算器的，记录算账全用圆珠笔，并写在台布上，也是特色。

还有家老餐馆，是百年老店。进去感觉好像是上海的老房子，荸荠色的板壁和有隔板的车厢席，屋顶垂挂着老式华丽的吊灯，墙上有个当年的老挂钟，走得还准时，一台19世纪时的留声机，好大的弯喇叭，可惜没有声音。我点了龙虾面，虾肉有点老，但鲜贝嫩而可口，味道极佳。这里的客人很多，显得拥挤不堪，但那些服务员本领真大，端着盘子居然在人堆里穿行而不停。忽然，男高音响起，所有的服务生边忙碌边唱起生日歌，"祝你生日快乐……"是为一对情侣，一位金发女郎面前点着蜡烛，好浪漫……

还有家法国山村风味餐馆。餐厅明显宽敞，屋顶是粗大的木头，木椅木桌，墙上挂着许多山村风景的老照片。上的菜用大盘装，烤面包夹鹅肝酱，法式香肠，下面大堆的生菜，呵呵，确实有点粗犷。

我住的宾馆下面是家意大利餐厅。现做的蔬菜比萨饼最好吃，饼烫手，上面浇着奶酪、黄瓜、蘑菇、茄子，烤得喷香。老板娘熟练地打开葡萄酒瓶，说这是来自他家乡撒丁岛的葡萄酒，无污染，品质好。他问我是否知道撒丁岛，翻译的原因，我误解为西西里岛，她好像有点不高兴，竟然给我最后一个倒酒。这家的甜点也好吃，提拉米苏冰激凌，淡淡的巧克力味浓郁的奶油味，甜得一点不腻。

有天晚上，去了家阿尔及利亚餐厅。餐厅不大，墙上挂满了发黄的老照片，店主是个和蔼的老头，女主人戴着头巾，也是满脸皱纹。饭很特别，是一种特别的麦粉蒸成的，松松的；饭里有鹰嘴豆，酥酥的，很香。汤用西红柿、土豆、胡萝卜、洋葱等煮成，开胃。盘子里是当地的香肠，味道不错。那天我肚子胀，吃这家的饭菜感觉倒好消化。

学校旁边有家土耳其餐厅，中午去过好几次。那家的羊肉很合我口味。羊肉都是炖的，羊腿已经脱骨，羊肉块也不塞牙，毫无羊肉的膻味。配上鹰嘴豆汤，或土豆块，或米饭，吃得舒服。

还有一家伊朗餐馆，有自助餐，分荤素两个餐厅。各种蔬菜，全煮得稀烂发黄；饭有多种，五颜六色，饭粒好长，松而不糯，是我老家人说的长籼米。这家的面饼有特色，软硬均有，很香。可惜胃口不大，没有能够全尝一下。

东道主说，巴黎的餐馆数不清，至少可以吃遍欧洲。我也觉得，巴黎人挺能吃的。不仅要吃味道，还要吃那种感觉，吃那份情感。

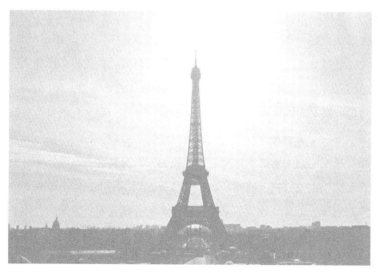

埃菲尔铁塔

罗腾堡的老司机

　　这次的德国中医大会还是在美丽的古城罗腾堡召开，每年都是这个时候，每年都在这里，这个大会已经整整经过了 44 年。我惊叹德国人的坚毅和执着，第二次来到了这里。

　　罗腾堡是中世纪的一个古堡，现在仍完整保留昔日的城墙，城内的建筑保留着当年的原貌，连街道也由石头铺就，走进罗腾堡，异国风情扑面而来。中医大会开得热烈，参加的人多，有学术的交流，也有狂欢的派对和高雅的音乐会，还有各种中医药医疗保健产品的推介和书籍的展销，但给我留下深刻印象的，却是一位老人，他是城内交通车的老司机。

　　我演讲的分会场，是在城里的一个老旅馆，从我住的会议中心去城里，通常要爬很高的山坡，当然也有免费交通车。那天早晨，我正等得着急，车来了。从车窗里，看到司机对我招手，让我到小路的对面去。上车一看，司机是位白发老人，我认识他，3 年前我坐过他的车。老人没有变，还是那么精神，带着一副金丝眼镜，高高的个子，腰板笔直，青白格子长袖衬衫外套着棕红色的马甲。是个颇有风度的德国老男人。车上，他风趣幽默地和大家打着招呼，开着玩笑。在城门口，前面一辆小车稍微迟疑了一下，老人高喊了一声，翻译告诉我，他说的是嘿，伙计，别打瞌睡啊！下车时，我客气地用英语感谢他，老人却嘟囔说，还是别说这种话，我是听不懂的。我感到有点不快，翻译告诉我，老人开玩笑，这里的老人都喜欢人家讲德语。

会议的第二天晚上，是大型舞会，地点在古城里，据说是当年的马圈。先吃饭，后跳舞，会场里大约挤了五六百人。我跳了几曲后，浑身汗出，顿觉轻松，便一个人步行回城外的宾馆。夜已深，街上几乎没人，路灯昏暗，我静静地走着。快到城门口时，身后一辆车停了下来，回头一看，车门开了，居然就是那位老人开的交通车。他笑着又一次向我招手。我上车了，车上就我一个乘客。我不会德语，一路两人无语。老人开得依然那么专注，左拐、开灯、减速、加速……开车的步骤和白天一样。我下车时，老人笑眯眯地看着我，脸上毫无疲惫感。可敬的老人！我忍不住用英语问他晚安，这时的老人居然学着我的腔调，回了一句 good night! 我笑了。

　　如果我会德语，我一定会和他聊天，问他多大年龄？问他为何还要工作？还有，这么晚了，为何不休息，难道不累吗？我倒不是好奇，而是倾吐心中的敬意。我知道，他开车一定不是为了钱，而是为了品尝工作的乐趣，对他来说，工作是他生命的一部分。他爽朗热情，近乎倔强地守护家乡的文化，这正是他内心对生活的深沉的爱。这种老人，难道不值得尊敬吗？凭我的职业感觉，他一定很健康，一定能长寿，我衷心地祝愿他老人家。

阿斯特湖的水

在国外划船游湖，还是第一次。两天的讲座结束后，东道主开胜夫妇带我去汉堡市中心的阿斯特湖。说是湖，其实是一条流动的河，上游是条不知名的小河，下游则是著名的易北河。

那天天气很好，风不大，湖面波光粼粼，西下的斜阳，在宽阔的湖面上洒下了一大片金箔。不远处是帆船集结码头，白色风帆的倒影，和朵朵白云的倒影，在起皱的湖面上，很像一幅油画。

船是脚踩的，不大，我握住方向盘，缓缓地往湖心驶去。微风迎面而来，波浪大了，拍打着船舷，轻轻作响。不多时，夕阳被大块的云朵遮住了，天色似乎暗下来许多，放眼望去，宽阔的湖面是黑色与白色水纹的交替更迭，波峰映射着白光，而波谷是深色的。不久，太阳从云层里出来，将湖面照得发亮。

我们的游船绕进了一个湖汊，穿过一座桥洞，眼前景色陡变。里面是 个不大的小湖，湖面水平如镜，船头那片水面映着蓝天白云，远处则倒影着岸上的粉墙黛瓦和嫩绿墨绿黄绿的树木，我们停住了踩踏，让小船静静地浮在水面上，赶忙拿出相机……突然，几只野鸭从远处水面掠起，扑腾出无数的涟漪，涟漪一圈又圈，向外扩散，把水面上垂直的树木倒影扰得摇摇晃晃，那些白色规整的别墅倒影，也完全变得无法辨认……不过，不多时，眼前一切又归于平静，湖水又变得没有一丝波纹，水中的景色再度出现在眼前……

太阳落下了，天空变成深蓝色，西边烧得血红，此时的阿斯特湖面上没有一丝风，湖水变得格外宁静，四处的天际线都是平缓的，几乎看不到突兀交错的高楼大厦，唯有几处高高的哥德式教堂，尖尖的塔顶在湖面拖出几道长长的身影。远处偶尔驶过一两条的帆船，荡起的波浪会缓缓地向我们晃来，最后慢慢地消失得无影无踪。

上岸后，我们去湖边一家豪华宾馆的中餐馆进晚餐，非常道地的湖南菜。我们欢快地聊天，回味着生活中的各种乐趣。我谈了游湖感悟。我说，大自然中，水是最为奇妙的，也是最具有灵性的，风吹则皱，冰冻则凝；居高则泄，势低则静；有光则明，有山则影……犹如我们人的心灵。阿斯特湖水，变化不断；我们的心情，反复起伏，完全是自然而然的。我们不必为心里的涟漪而烦恼，也不必为心头的风浪而恐惧，一切都会过去的，一切都可能再来的，因为，生命也是一种过程。

里斯本的阳光

去法兰克福机场途中恰遇大雨，天上乌云翻滚，雨点打得车前一片模糊；等起飞时，雨停了，天边还是阴沉。但是，当 TP573 航班降落在里斯本机场时，眼前一片光亮，啊，如此强烈的阳光！

里斯本是葡萄牙的首都和葡萄牙最大的海港城市，位于欧洲大陆的最西端。受大西洋暖流影响，里斯本冬无冰，夏不炎。除冬季有雨外，其他时间几乎都是晴天。我到时的五月，每天晴空万里，天空深蓝，找不到一丝云彩；清晨6点从东边升起，晚上八点半从西边落下，太阳热情地将那炽烈的光热倾注给这座古老的城市。

阳光是里斯本人的最爱。街边坐着喝咖啡的人们，广场上都是三三两两的游人，无不坦然晒着太阳，几乎看不到国内常见的打着太阳伞或兜着白纱巾的丽人。诗人学会咖啡馆门口，是个小广场，那里有诗人费尔南多的青铜像，时值上午，这里游人很多。阳光下，三位激情四射的青年男歌手，弹着吉他，敲着小鼓，歌声高亢，节奏欢快。这时，有三位身材苗条的姑娘笑盈盈地经过，其中一位穿着长裙，居然随着节奏旋转起舞，她扭腰动胯，系着蝴蝶结的长发飘飘……

我们乘坐的老式电车爬上高高的山坡，那里可以远眺宽阔的特若河。一下车，我就被悠扬的笛声吸引。这种笛声有点像口哨，又有点像西方的长笛，有时还像我国的埙；乐手吹得真好，旋律时而高亢，时而低沉，时而缓慢，时而欢快，带有颤音的笛声悠扬绵长，极具穿透力，如那阳光下飞翔的海鸟，似乎要穿透那无底的碧空；声音从一个角落传来，在树荫下，一位金发青年男子，正专心吹奏着一种乐器。这是一种流行在东欧的圆弧形排笛，竹管磨得光亮。他身前放着他演奏曲的光碟，我毫不犹豫地买下，并和他攀谈起来。他告诉我，他是东欧的摩尔达维亚人，他的梦想就是把排笛带到世界。他已经到过很多地方，从巴黎、伦敦、柏林到里斯本，这几个月都在欧洲游历。我问他生活费从哪来？他笑着指指手中的那把排笛。

到里斯本的第一顿晚饭在葡萄牙餐馆。小蜗牛、烤鱼、甜饭，再加上白葡萄酒，正宗的葡萄牙菜。柜台后店员正在切火腿片，他从整只猪腿上小心地批下一片片薄薄的肉片，旁边站着的一位胖壮的葡萄牙汉子，竟然热情地递上几片火腿片，让我这个中国人尝尝。翻译告诉我，他就是饭店老板。第 3 天的午餐，我们还是去了那家餐馆，小羊肉、土豆、浓郁的红葡萄酒，让这顿饭也吃得愉快。老板居然还给我们加了一盘我们喜欢的小蜗牛。我提出与他合影，他非常高兴，拉着我来到那个火腿旁，拍着我的肩膀说，这就是背景！临走时，他还送我两只咖啡杯留念。我握着这位热情的葡萄牙人的手说，我下次还来里斯本，还来这家餐厅！

回到宾馆，已经是晚上 8 点，但里斯本依然沐浴在阳光下。阳光，是温暖的；心里有阳光的，更是幸福的。在里斯本从事经方推广的学生告诉我，这里虽然大多数人热爱生活，充满激情，但抑郁症患者依然很多。经济不景气，收入低迷，许多葡萄牙人压力很大，柴胡加龙骨牡蛎汤、四逆散、半夏厚朴汤等都是他常用的经方。而且，他教的许多葡萄牙医生也把这几张方用得非常好。现在，经方在葡萄牙，越来越受欢迎了。我说是啊，这些来自东方的神方，能驱散这些人心头的阴云，让阳光重新普照。

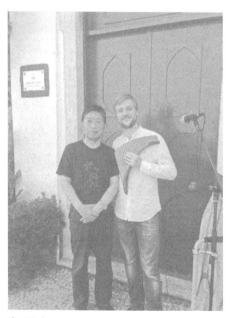

在里斯本

落差产生美

　　这次来加拿大旅游，印象最深的是几个瀑布。

　　气势最大的是尼亚加拉大瀑布。其中的马蹄瀑布最大，呈半环型，宽792米，落差58米，水碧绿，从20多层楼高的断岩上倾泻而下，涛声震耳，水雾冲天，这种气势，天下无敌。旁边美国境内还有一瀑布，稍窄，宽323米，落差52米，水流虽然比不上马蹄瀑布，但碧水直下，与河岸褐石相激，腾起无数浪花，犹如千堆白雪。两个瀑布，一雄健，一秀美，十分好看。

　　落基山脉的阿萨巴斯卡瀑布虽然不大，但有细看。其水来自哥伦比亚冰原的融水，清澈纯净，在贾斯珀国家公园内的一处弯曲峡谷间，河面突然缩小，而且跌落至二三十米的断崖。断崖陡峭险峻，瀑布飞流直下，腾起白色水雾如烟，激起浊浪滔天，河水在曲折不宽的峡谷里吼着，翻滚着，往前杀去……

　　瀑布的气势吓人。在尼亚加拉大瀑布的最近处，耳边是隆隆的水声，眼前一片白茫茫，水雾如雨，弄得满身湿透，特别看着翻滚而下的急流，令人心悸目眩，许多人情不自禁地后退好几步。据说，经常有勇敢者在此跳水，但生还者几乎没有！据资料说，由于水流的冲刷，使得石灰岩崖壁不断坍塌，尼亚加拉瀑布正逐步向上游方向后退。阿萨巴斯卡瀑布也气势逼人。其水浪汹涌，犹如千军万马，浩浩荡荡，势不可挡；那些峡谷两岸高高的悬崖满是片状岩石，龇牙咧嘴，面对湍急的水流也毫无办法，任凭其冲撞撕咬着石壁。那天，我站在瀑布旁边，似乎脚底在微微颤动，都不敢久留。那是水的力量。

　　不过，瀑布也非常美丽。倾泻而下的水，远远看去，有的如万丈白纱，有的似千堆白雪，当时，一下子就可以理解李白诗句的那种意境，正是银河落九天，水从天上来！瀑布也有细看，水与水的冲击，水与石头的碰撞，那些原本宁静碧绿的水，居然可以旋转、飞天、奔腾、化气、为雨……阳光下，瀑布周围映出道道彩虹，美妙无与伦比。

水，为何如此壮观和具有魅力？这是落差所致。太湖娴静，是因为地处苏南平原；秦淮河香艳，是因为处在金陵闹市，水的那种阳刚美、力量美无法呈现。尼亚加拉大瀑布的落差 58 米，而当年曾到 100 米！阿萨巴斯卡瀑布的落差也接近 30 米。如此巨大的落差，产生了大瀑布的动态美、力量美。

人生如水，难免有落差。工作调动、环境变化、疾病、受伤、灾害、落榜、失业、婚变、失恋、委屈、遭嫉、遇敌、刁难、误解、贫困……这都是一种落差。在这种落差面前，如果我们勇于面对，敢于激荡，就能如那些大瀑布一样，创造出豪壮而美丽的人生。

后记：写完此文，想及经方。仲景开创的经方大业，犹如大河浩荡，有阻挡，有落差，本是自然之事，不经过冲撞，不经过飞落，经方之美何能显现？

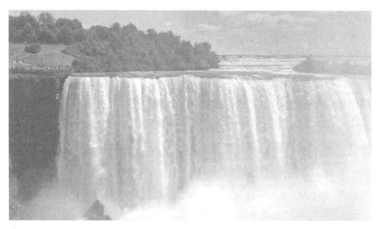

落差产生美

新加坡一瞥

2013 年 4 月中旬，我应新加坡中医学院项院长之邀，在新加坡做了短期学术访问。

1. 新加坡中医学院

新加坡中医学院在大巴窑，那栋精致的小楼我很熟悉。1980 年，我考入南京中医学院研究生班不久，就收到来自新加坡中医学院毕业特刊的约稿信，第一次收到海外同道来信，很感新奇，赶忙撰写了一篇题为《叶天士治疗老年病的经验》一文寄去。不久，印刷考究的毕业特刊寄来了，封面就是这栋小楼。一晃 30 多年，小楼至今尚在，但当年的年轻人已经两鬓花白了。

新加坡中医学院和中华医院在同一栋楼里，楼下是医院，求诊的病人很多，其中许多居然是年轻人。听介绍，中医在新加坡受民众欢迎，但是，政府并不扶持，办学资金大多靠赞助和慈善捐赠。三楼、四楼是学校。新加坡中医学院办学的历史不短，1953 年开始创办，至今有近 60 年了，如今已成为新加坡规模最大、体制完善的中医教育机构。这个学校的教材都是用我国的统编教科书，并与南京、广州等中医院校联合办学，甚至聘请国内的教学和管理人才到该校任职。在此就读的学生，有青年，也有中年人，甚至已经是公务员和电脑工程师，也还可以来读书，不过是夜校。

2. 黄耀南药行

黄耀南药行在牛车水。牛车水相当于新加坡的唐人街，各种店铺林立，中国味道特别浓郁。黄耀南药店就如当年的老药店，一开间的门面，但很进深，狭长的柜台，整齐的格斗，几位药工正忙着提着戥子配药。中药饮片是用纸包的，四个角，上面盖着处方笺，三五帖一扎，用纸绳系得服服帖帖，上面还贴着配方时间的标签。细细一看那处方笺，用圆珠笔写就，竖写式，剂量是老式的钱两分。据说，这个药店就是坚守着传统。除饮片外，橱窗里还摆满了各种中药制剂，大多是南洋传统制剂，如如意油、止咳露、枇杷膏、豆蔻膏等。

3. 生草药店

牛车水有个菜市场，里面有几家生草药店，车前草、满天星、猫须草、水龟草、艾草，都是新鲜的。店外还张贴着许多宣传资料，如草药小秘方，如流行性感冒，用满天星、千里光、广东土牛膝、白茅根煮汤内服；如痈疮肿毒、烧烫伤、跌打损伤，草胡椒鲜品适量捣烂外敷；带状疱疹，用草胡椒鲜品适量捣汁，加入雄黄末、三仙丹少量外敷；还有花生根煮猪骨头汤可以健骨，满天星煲骨头汤治疗肝炎肝硬化等。陪同我参观的梁先生告诉我，以前这种生草药店很多，现在数量已经大大减少。我看到那家生草药店的店主，是位中年妇女，她正热情地为一位顾客介绍草药。

4. 经方在新加坡

这次是我第一次去新加坡推广经方，在新加坡中医学院讲了柴胡、桂枝两大类方。听课人不少，许多人听课非常认真，其中有年轻的学生，更多是中老年中医，其中不少学员连续多年都参加广州中医药大学举办的国际经方班。在新加坡，中医是不允许用西药的，所以，比较容易总结经方疗效；新加坡的中医，无论是饮片、颗粒剂、大陆的中成药，都比较容易获得，所以，这里发展经方的条件还是比较好的。我希望经方在这个花园城市尽快开花。

费城秋叶

　　费城的秋叶居然是那样的好看！参天的大树，匍匐的藤蔓，还有簇拥的灌木丛，无处不见不同色彩的秋叶。阳光下，蓝天里，秋叶就如色彩的模特。黄叶有青黄色、浅黄色、嫩黄色、土黄色、金黄色、橙黄色、焦黄色……红叶有黄红色、浅红色、深红色、紫红色，有的是金，有的是铁，有的像火，有的如血……草坪上、马路旁、小路上、郊野里，无不见秋叶在造型。宽大舒展的梧桐树已经枝叶稀疏，但唯有不多的黄叶在风中摇曳，显得坦荡；高大的银杏叶黄得像金，映衬在蓝天里，显得华贵。还有许多叫不出名来的树木，并排着，簇拥着，或黄或绿，或红或紫，尽情地展示着自己的本色；满地落叶，一阵秋风，卷起无数黄叶滚滚而去，甚至飞起几片，在空中翻腾起来。

　　我喜欢秋叶的色彩，那种层次感，那种厚重感，是春夏的叶片无法展现的。那是岁月的痕迹，那是大自然的造化，那是天地之气积聚的迸发。我想，秋叶如此，人也一定如此。

东汉铜奔马与经方

这次来武威，东道主热情邀我们去看雷台汉墓。刚进大门，广场上矗立的"马踏飞燕"铜奔马便夺我眼球：一匹青铜马昂首扬尾，张口嘶鸣，三足腾空，右后蹄下踏着一只飞鸟，飞鸟展翅欲飞、惊愕回首……这就是 1969 年在这里出土的国宝级文物、东汉青铜艺术的杰出代表、稀世珍品"马踏飞燕"。在灰黄的天幕下，我绕着这匹铜奔马仰头看了好久……很快，我喜欢上了这匹铜奔马！它与《伤寒论》在气韵上有惊人的相似！铜奔马造型很写实。马头与身体的比例结构、口眼的布局非常逼真，身躯肥硕，粗壮圆浑，而四肢瘦劲，是一种力量的美。据说，铜奔马仿效的是汉代河西的侧步走马。《伤寒论》也是写实的，经方及其方证，与现代临床十分切合，毫无虚浮夸张。

由于制作材料的不同，这匹铜奔马虽然没有霍去病墓前石马的浑厚古拙，但其造型依然简约、线条流畅，没有冗繁的装饰。《伤寒论》与西汉马王堆帛书《五十二病方》相比，要细致精确得多，但不失简约。许多方证，寥寥数语，但把适用人群以及适用疾病的特征描绘得十分清晰，如栀子厚朴汤证的"心烦腹满，卧起不安"，大柴胡汤证的"按之心下满痛"，麻杏石甘汤证的"汗出而喘，无大热者"等，都有现场感。

这匹铜奔马造型上的最大特色是马踏飞鸟，其意在表示飞马的神速。而不少西方绘画中的飞马，不过是在马背上加两个翅膀而已，用意浅薄，直白太多。比喻和寓意，是中国传统艺术常用的手法，也是中国医学在描述病情时的特色，如张仲景在描写甘姜苓术汤证时，用"如坐水中"来表示腰腹冷，用"如带五千钱"来形容腰腹部沉重；描写半夏厚朴汤证时，用"咽中如有炙脔"来表示一个神经症患者躯体症状的特征。

传神，是铜奔马给人的又一感受。张开的大嘴，可能是在嘶叫，也可能是在喘气；那回眸得意的眼神，那上扬的长腿，那飘逸的鬃毛，都给人一种强烈的动感。这种表现手法，在《伤寒论》中也随处可见。黄连阿胶汤证的"心中烦，不得卧"；小柴胡汤证的"默默不欲饮食，心烦喜呕"；大柴胡汤证的"心下急，郁郁微烦"；桃核承气汤证的"其人如狂"等，让读者似乎听到了患者的呼吸心跳，感受到了患者心中的喜怒哀乐。青铜是冰冷的，但铜奔马看上去是活的；文字是没有气息的，但《伤寒论》的字里行间是有生命律动的。

这匹铜奔马的艺术价值，还在于能给人以想象的空间。可能那是狩猎场景的一角，那只小鸟就是猎鹰，猎人持弓箭，笑看自己的宝马与猎鹰追逐猎物……《伤寒论》的科学价值，也在于为读者提供了巨大的研究空间，提出了许多研究的课题。我读《伤寒论》的原文，就喜欢做梦，梦见我时光穿越，来到东汉，跟着张仲景抄方……我读《伤寒论》，还会将原文所述的经方方证、配方、药量、煎服法等，在临床上观察和比较。《伤寒论》读了数十年，依然没有读够，每次细读，总有不同的收获，可以说是常读常新！

是的，那是一匹铜奔马，不是《伤寒论》，两者相差甚远，所用根本不同。但是，两者都是处在同一个历史时期的伟大作品。是那个风云激荡的时代，催生了那个时代人们那种气势非凡的审美力和创造力，从而使得马踏飞燕的铜奔马与《伤寒论》有着相类似的气韵精神。

一匹青铜马，成为中国人的骄傲，1984 年，铜奔马被国家旅游局确定为中国旅游标志。

一部《伤寒论》，为经方医学建立了临床规范，其中所载经方，沿用至今数千年，活人无数，这既是中国人的骄傲，更是人类的幸福。

（写于甘肃武威）

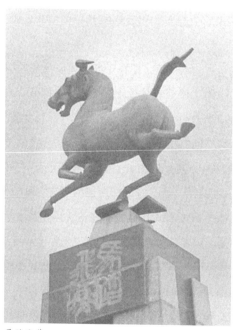

马踏飞燕

西方为何没有《伤寒论》

　　爱沙尼亚首都塔林有条保存完好的老街。中世纪的城堡上长满了枯藤，街道用红石铺就，岁月已经将石块磨得光滑。市政厅在市中心广场旁，是古老的哥德式的建筑，广场边有个古老的草药店，建店于 1422 年。店标醒目，是一个高脚酒杯和缠着的一条蛇。走进药店，窗前两个大肚玻璃药瓶引起了我的注意，里面分别灌满了红色和蓝色的透明液体。导游告诉我，那是古代药店的标志，据说来自希波克拉底体液说，红色的液体可以治疗血液的疾病，蓝色的可以治疗痰液的疾病。药店有两间门面大，橱窗里摆着肉桂、丁香、八角、草果，格斗也装满了薄荷、野菊花等还有不知名的草药，更有趣的是药瓶里面，有风干的刺猬、蟾蜍、蛇蜕、昆虫以及鹿鞭等。药店里有许多草药成药，花花绿绿，同时也出售一些草药配方，如治疗感冒发热，有几味草药包装成袋。店里还有一些食疗糖果，大蒜巧克力是店里的特色，很受游人喜爱。如果不是药店摆放的那些天平、外文字母的草药书，还真和中国的中药店差不多！我品着大蒜味的巧克力，又开始了我的思考。

　　每次出国，我对各地的药店以及植物园最感兴趣。去年在德国海德堡，我曾参观过很大的传统药物博物馆，上周在德国的奥克斯堡大教堂旁边，也看到一个很大的草药店。我一直在思考这个问题：西方的传统医学也是用草药治病的，但为何没有产生如《伤寒论》那样的医学著作？为何没有那些经典的天然药物配方？为何经方发源于中国而不是世界上别的地方？我问他人，也问自己。

　　经方是天然药物应用经验的结晶，没有深厚的用药经验的积淀，是无法产生的。那么，西方为何没有像中国那样，有那么丰富的天然药物用药经验呢？我首先想到生活方式的不同。中国人喜欢煲汤，而西方人喜欢烧烤，煲汤可以多种配料混合，而烧烤则比较单一。许多经方都来自厨房，如桂枝汤、当归生姜羊肉汤。

其次，中国地域辽阔，跨寒、温、热三带，地形错综复杂，气候条件多种多样，天然药物资源极为丰富。北方大漠的麻黄、甘草，南方深山的黄连、石斛，青藏高原的大黄、天麻，中原大地的地黄、芍药，黄土地的当归、黄芪，黑土地的人参、五味子，红土地的枳壳、栀子，两广的三七、肉桂，云南的茯苓、猪苓，中国犹如一个天然大药房。欧洲地域虽然与中国相仿，但气候温和，地貌也没有中国复杂，这导致植物的多样性上与中国无法相比。

还有，药物经验的积累，需要大样本的临床试验，中国人口众多，汉代的人口数量相当于整个欧洲。中药怎么发现的？就是无数的中国人用身体尝出来的，神农尝百草一日遇七十毒的传说，折射出中华民族亲身尝试药物过程的漫长而艰辛。是啊，本草经上的那些药效的记载，虽然只言片语，但其中的代价是无数的生灵。而经方这一经典配方的形成，更需要长期的无数人的亲身试验才能固化下来。

不能忘记，汉字为保留药物经验功不可没。用药经验的传承，仅仅靠口授心传是远远不够的，必须记录成文字。中国虽然各地方言众多，但汉字是统一的。而欧洲四分五裂，各个国家语言文字不一。这一点也极其重要，中国人重视本草是有传统的。古代有《神农本草经》，后世历代都有大型本草书籍以及方书问世，特别是在中国的宋代，官方力倡医学，不仅医生可以为官，而且还有官办药局——和剂局，以及官办的医学出版机构——校正医书局。许多经方在那时制成成药出售，《伤寒论》《金匮要略》也在那时得到大量的印刷和传播。而那时的欧洲，正处在最黑暗的中世纪。在神学的淫威下，医学科学被视为异端，古罗马时期传下来的草药应用经验也逐渐无声无息，印刷术更落后于东方许多年。

当然，还有很多原因，我还将继续思考下去，还要不断地问他人……

天然药物治病，是人类生活的经验，无论东西方，都是如此。不过，中国人对这些天然药物的应用最有经验，对药效的观察更细致，经验的总结更严格和精确，其成果主要体现在经方上。毋庸置疑，这是人类文明的一部分，是中国人对世界的贡献。如果认为这些东西是古老的就视为过时，或是认为西方没有的就认为土气，或是因为这些天然药物及其配方的疗效暂时尚无法用双盲随机等现代统计方法去证实、其治病的机理也无法用现阶段的医学理论去解释，就武断地加以否定，那是一种对生命文化的无知，或是一种对科学的迷信。

（写于爱沙尼亚塔林）

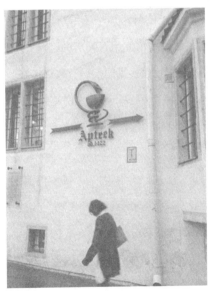

塔林的老药店

这次来德国，遇到不少跟我学经方的自然疗法师，他们与我分享了一些成功的案例。

克雷蒂亚，大眼睛高鼻子的漂亮女人，爽朗爱笑。她说，有一位 4 岁的孩子，两下肢疼痛，经常踮着脚尖走路，如芭蕾舞步，而且睡眠障碍。她用芍药甘草汤，很快脚痛缓解，睡眠随之好转。说得此，笑声如银铃。

丽娜特，当过飞行员的中年女士，诊所在一个小镇，是一个充满艺术感的诊所。她学经方已经 4 年多。她用温经汤治疗不孕，用除烦汤治疗痛经，用桂枝芍药知母汤治疗风湿性肌肉疼痛。去年，听了我讲课谈到多发性硬化症用石膏剂的经验，她用竹叶石膏汤加二至丸治疗这种在德国比较多见的疾病，效果很好。

安娜，金发，热情，话多。她曾来南京抄方。她治疗一位患有硬皮症的中年男子，瘦高个，手指苍白冰冷，她用当归四逆汤，手即温暖。

马克，大胡子，语速快。他说一位 35 岁的男子，严重失眠，曾经住院治疗，经常早晨极度疲劳而无法工作，用柴胡加龙骨牡蛎汤，药后腹泻，但睡眠随之好转。

缇娜，一位不大说话的中年女子。她带来一位关节痛的中年女性。该患者以前月经紊乱，检查子宫内膜非常厚，妇科多次刮宫无效，医生建议切除子宫，患者求助于经方。缇娜根据其脸红，认为是瘀血体质，用大黄䗪虫丸，成功地调整了月经周期。我问，这丸药哪里来的？她笑笑说，从中国进口的。

徐，一位远嫁异国的美女，学社会学出身。她讲，去年诊所刚开业，进来一位男子，要看满身的白癜风。这病确实为难，情急之际，想起了辨体质法；询问得知病人严重失眠，遂用血府逐瘀汤，剂量依照《中医十大类方》，万万没有想到，两周后复诊，手上的皮肤就居然明显好转，后来照此治疗居然基本痊愈。

狄特曼，德国经方研究所所长。前年冬天，德国流行感冒后咳嗽不已，他用麻杏石甘汤加小陷胸汤治疗屡屡得效。今年仍用此方，但也有用柴陷汤取效的。但也有遇到一位久治不愈的咳嗽，最后，依据其咳嗽，脸红如酒醉，遂想起用桂苓五味甘草汤，果然很快见效。我看见他随身带着德文版《金匮要略》，上面用铅笔密密麻麻地写着他的批注。昨天，他高兴地向大家介绍一个验案。一位 34 岁的女士，红斑狼疮，关节肿痛、雷诺现象非常明显，用荆防柴归汤合用温清饮两周后关节痛止。

迈克，高个子的德国男人，喜欢读经典，用经方。他在慕尼黑开业，诊所旁边恰好是个难民营，他受慈善机构的邀请为这些来自阿富汗、利比亚等国的难民看病。他说，不少儿童有创伤后应激障碍，白天还好，但回到帐篷后经常恐惧、失眠、噩梦，他用温胆汤、柴胡加龙骨牡蛎汤的颗粒剂，效果非常好。我问孩子们能接受中药的味道吗？他说，能。孩子们称这是一种神奇的茶。

语言的关系，我只能从翻译安德那里听到一些，细节也记不住那么多。讲座休息期间，我看到他们三三两两，喝着咖啡，吃着甜点，在愉快地交谈，或凝神，或大笑，估计他们还在谈他们的成功经验和心得。我想有机会，一定要让他们组团来中国参加我们的经方论坛。我独自来到露天阳台，天空湛蓝，梧桐树叶金黄，秋雨过后的德国南部，秋色已浓……

绿色的嫉妒

　　从苏黎世机场到瑞士边境的温泉小镇巴特措查，是一条乡间的公路，车窗外是满眼的新绿，远处的小树林墨绿，近处的树枝上出的嫩叶是黄绿。这里到处是不高而连绵的小山，山是深绿的，山下往往是大片平展的草地，那是浅绿色的。金黄色的油菜花、褐红瓦白墙的民居，哥特式的尖尖的古老教堂，还有悠闲自得的牛群，与绿色的大地相映成趣，一幅自然的图画。

　　我们下榻的旅馆，是一座木结构的老房子。屋外是大片的绿地，大树旁的蒲公英伸出毛茸茸的头，草坪上不知名的小花花瓣含着水珠，公园里郁金香昂着妩媚的颈项，林间的小鸟叽叽喳喳，孩子们在荡秋千，笑声在绿色的丛林里荡漾。绿色是生机的色彩。

　　绿色，还是洁净的伴娘。瑞士的空气清新湿润，连自来水也有点甜。那天傍晚，我去了趟卢塞恩，夕阳下的景色让我心醉。远处阿尔卑斯山雪峰清晰可见，卢塞恩湖湖水清澈见底，白天鹅三三两两拨动红掌在清波上……

　　瑞士太美了！美得让我嫉妒。

　　我梦里的故乡，也是满眼的绿色。春天，我常去屋后墙边挑那一丛一丛嫩绿的马兰，或者去小塘边拔一把开着绿叶白花的荠菜。初夏，麦田绿油油，我会钻进田垅和小伙伴们躲猫猫。仲夏，水稻叶绿苗壮，一望无边，我低着头，细细的找寻田埂上的黄鳝洞。秋天，老家的院子外是大片的菱瓜田，长长的叶子，风吹来沙沙地响，空气里飘起稻花香。那时荷塘的水是清澈的，可以看见水下欢快的小鱼翻滚着银白的肚皮。河边有青青的水草，水草旁常有扑通一跃而下的青蛙；河面有绿色的野菱盘，翻开便是弯弯的菱角，剥开绿壳是白嫩的肉。

但是，这些年来，故乡变了。昔日的稻田已经成为工厂，儿时钓鱼的池塘早已填土盖上了住房，老家院子的竹林早已不见踪影；空气中再也没有稻花香和茭瓜香，而是刺鼻的化工味；那条曾经可以饮用的大河水，已经浑浊不堪，站着桥上，再也看不见在河里戏水的光屁股孩子，再也听不到噼噼啪啪的捶衣声……想到此，一种莫名的惆怅涌上心头。

为何我的故乡，只能在梦里相见？我的呼吸，不由地急促起来，对异国他乡绿色的嫉妒，转化为一种不安，一种淡淡的焦虑和忧愁。

（写于瑞士航空196航班）

久违的糟油香

　　前不久去太仓讲课，主人送我几瓶当地特产"太仓糟油"，打开瓶盖，香味扑鼻而来，胃口顿开。这是久违的香味。

　　我从小就喜欢吃糟油，这缘于爱好美食的父亲。普通的阳春面，淋上少许糟油，顿时味道就变得鲜香起来，父亲有时还在碗里盖上一块熏鱼或酱肉，或浇上一撮鱼香肉丝，那味道之香美无法形容！清明时节，父亲烧糟油螺蛳，我们弟兄几个常常吃尽碗底最后一粒小螺蛳，还用卤汁拌面；夏天，长江大螃蜞上市，父亲烧糟油螃蜞螯，糟油香，螃蜞肉鲜，比蟹肉好吃；到冬天，父亲用糟油、酱油、菜油、麻油等调料加上浓浓的老鸡汤制成卤锅，将猪肚、猪舌、猪肉、鸡、蛋等熬制得酱红油亮，满堂飘香；除夕的年夜饭桌上，带糟油香的卤菜最受大家欢迎，常常嚷着要父亲再切再添。

　　糟油，其实不是油，而是一种调料。那是在米酒浆里加入丁香、肉桂、陈皮、白芷、玉竹、草果、甘草等中药，经秘法酿制而成。太仓的糟油最有名，据说曾获得过1915年巴拿马博览会的金奖。糟油看上去与淡酱油没有什么不同，但味道就大不一样了，鲜，微咸，有酒香。无论是凉拌，还是炖、烧、炒、爆；是荤食，还是素吃，只要有了糟油，就能让你心脾畅快，齿颊留香。可是，太仓糟油一直不容易买到。记得"文革"期间，父亲曾尝试用酒酿放入香料自己做糟油，居然味道还不错。我到南京以后，曾多次去长江路上的那家最大的南北货商店，但始终没有见到糟油的影子。前年，在苏果超市的货架上居然出现小瓶的糟卤，我忙不迭买了，但太咸，无香，虽说是用什么科学方法提取的，但那味道变得生硬，变得陌生，我很失望，那毕竟不是糟油！更不是当年父亲爱用的糟油！

我爱吃糟油，是因为我热爱生活，更喜欢那熟悉的家乡的生活方式和生活经验。糟油的配方虽古，制法虽土，但却有浓浓的生活气息。那经秘制封藏而来的浆液，绝不是一般的液体，而是蕴含着天地日月的精华，惟有如此，其香味才能绵长醇厚，才能让人思念至今。

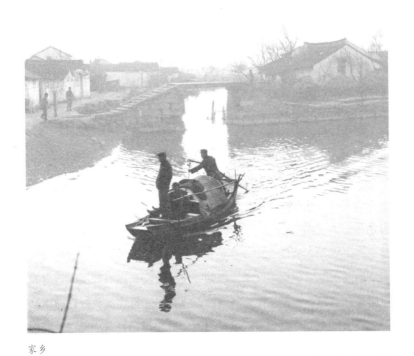

家乡

当年的小屋和树

　　昨天，我回到了当年和父亲、弟弟下放落户的村庄——文林塘下村。我住过的小屋已经翻建过，但大致模样还在，只是后面竖起了楼房；屋前的小河塘依然如故，塘水如镜，河边菜花金黄，只是河滩的石条上没有了淘米洗衣的妇人，让我有点陌生。

　　38年前，是生产队的乡亲们为我家盖了两间小屋，在那里我度过了3年时光。屋前原是桑树地，后来划给我家当菜地，我曾在那块地上种过青菜、空心菜、马铃薯、大蒜等。屋前的河塘是村里最大的，水最清，又在村口，所以这里的河滩最热闹。孩子们的欢声，妇女们的笑语，加上舀水声、捣衣声以及不时传来的鸡鸭叫声、狗叫声，可以说是美妙的村间交响曲。

　　我曾在河塘边钓过鱼，在塘里养过鸭，在门前喂过鸡，在屋后的稻田里插过秧、种过麦。夏日的夜晚，我会面向星空吹竹笛，笛声常常引来村里的小伙子和姑娘。冬天的晚上，村上小弟兄们会聚集到我的小屋里聊天，听我装配的半导体二管机中放出的音乐，饿了就会煮山芋，或者烧白菜。那时，就想着如何搞到吃的。我曾经和村上的青年们用长电筒去竹林抓过麻雀；去水田逮过田鸡，回来用水一煮，放上酱油，味道十分鲜美。

　　人生是一出不知道结局的戏。那时的我，哪能想到以后能回城，能学中医，更想不到以后会去省城南京读研究生、当教授。记得我在回城前的几天，还在屋前种过树，我只是想那是我的屋，那是我的地。没有几天，人走了，但树扎根了。昨天一看，那树还在，就是那棵很高很高的榉树。

久违的阳光

春节以来，阴雨连绵，湿冷的天气，让人心烦意懒。但今天阳光灿烂，天空湛蓝，是少有的好天，连我家的小狗也开心地在书房里沐浴阳光的温暖。

童年的我，冬天最喜欢晒太阳。在阳光下玩耍，斗鸡，翻画片，或者和伙伴们挤在屋檐下挤压叠罗汉。插队青年的我，已经没有晒太阳的童趣，那时最惬意的莫过于在干活休息时，找一处背风朝阳的田坎，静静地躺着，让阳光安抚全身，暖暖的，酥酥的，让疲惫的身子放松片刻。记得有一个冬日的下午，阳光也是那么温暖，隔壁的小伙伴三弟休息时塞给我一个烤红薯，刚从灶膛里扒出，滚烫，喷香，甘甜如饴……让我温暖至今。

今天上午，应江苏电视台的邀请，给宁海路社区的居民们讲女性保健的话题，听众很多，几乎挤满了教室。可能是我的幽默，更应该是由于窗外明媚的阳光，会场上不时有欢快的笑声。下午，我在院子里晒太阳，难得的放松，久违的阳光温暖着我的心，我惬意地吸吮着春日的气息。

阳光，是兴奋剂，是生命不可缺乏的动力和能量。我经常嘱咐那些心情抑郁的患者，要晒太阳，在阳光下散步，在阳光下跳舞，在阳光下歌唱，都能给人带来愉悦；我也嘱咐那些对孩子呵护备至的妈妈，要让孩子多晒太阳，在阳光下玩耍，在阳光下亲吻自然，能让孩子长得更健康；我还对那些急需补钙的老人说，阳光是最好的补钙药。在我的药方里，阳光也是一味药。

今天的阳光是久违的，久违的阳光更温暖。其实人间很多事情就是这样：得到的时候，往往不知道她的重要，甚至会忽略了她的存在，而一旦失去，才懂得她在你的生命中原来是那么的重要！

红枣的回忆

我喜欢吃红枣。红枣的甜，清爽，不腻嘴，而且有特殊的香味。春节的糯米团，我喜欢枣泥馅的；夏天的粽子，我要红枣豆沙的；秋天外婆烧的百合红枣羹，百合嫩白，红枣滚圆，我专挑红枣吃。小时爱吃的糕点，凡有枣泥的，都爱吃。老家有土特产马蹄酥，用面粉、油酥，里面嵌有甜甜的枣泥、豆沙，表面洒着芝麻，香甜可口。老家方桥有家饭店，早晨专卖一种叫枣泥方糕的食品，用半干的米粉，在木制的模子里压得方方正正，然后放大锅上蒸熟，里面是一坨甜甜的枣泥。小时候常经过那里，看着那热腾腾、白乎乎的方糕，常常发呆。还有，就是苏州枣泥麻饼。有次父亲出差带回一纸桶，那满是白芝麻的小圆饼，里面是满满的枣泥，掰开可以看到半透明的红枣丝，一吃就上瘾了，以至现在去苏州，总忍不住要买桶那香甜的苏州特产。

小时候，家里不富裕，红枣也不容易吃到，倒是外婆那里，经常有些红枣干或黑枣，那是人家送给她的补品。每次去外婆家，一进那大宅门，外婆就会拉我到她的房间，从那老式木床里面的罐子里，抓几个枣干放我手中。那红枣好吃，黑枣也不错。黑枣是红枣蒸熟后熏制而成，有点烟味，有嚼头，甜得有余味。

红枣是我国土生土长的果实，也是一味传统的药物。《伤寒论》《金匮要略》中，用枣的方很多，经方中多称为大枣。大枣具有养胃补中理虚的功效，张仲景多用于调理虚劳病或经过汗、吐、下后的病人。比如治疗虚劳的薯蓣丸，方用大枣百枚；治疗心动悸、脉结代的炙甘草汤，大枣用三十枚；治疗妇人脏躁的甘麦大枣汤，也取大枣与甘草的甘甜缓急；治疗老年人身体肢体麻木的黄芪桂枝五物汤，取红枣与生姜、黄芪、桂枝、芍药配合，能补气血，壮筋骨。还有，桂枝汤、小柴胡汤、半夏泻心汤，都用大枣，大枣与诸药相配，既能和胃健脾，还能矫味。特别是具有峻下逐水的十枣汤，将有毒药物的粉末入大枣中煎煮，可以防伤脾胃。用大枣，可以让人有力气，可以安神养血，可以健胃，可以增加食欲，其虽是平贱之品，却有不寻常的功效。红枣是中国老百姓日常保健品，也是中医不可或缺的良药。

我国地大物博，各地多有枣树，但好枣多出在北方。记得研究生毕业后，河北同学吴兄让人捎来一纸箱枣子。那是正宗的天津小枣，别看它个小，但皮薄肉极甜，而且核小；煮熟的小枣，滚圆，入口皮即脱出，枣汤更是甘甜爽口。后来学生朋友们知道我爱吃枣，便经常给我带家乡的枣，河南的，山东的，河北的，山西的，还有新疆的。我吃过的质量最好的是新疆红枣，个大，如小苹果，肉厚味极甜，但不知何地出产。后来，朋友听说我爱吃新疆红枣，便托人捎来两盒，名若羌红枣，虽没有原先那种个大，但皮薄，色红亮，肉多，味也甜，生吃味道尤其好。还有，是山西的壶枣，形状如茶壶，上小下大，肉质口感不在新疆红枣之下。河南的骏枣，也是个大而长，价格极贵，没几个，上百元，不过，也好吃。最近去山东枣庄，又馋枣，但品尝了号称该地的特级长红枣，感觉质量一般，甜度好，但肉质薄，皮也厚，嚼一颗，碎皮吐半天。倒是有位河北朋友送来的自家种的枣，个不大不小，皮虽皱巴巴的，但煮熟后味道很甜，很实在。

红枣的吃法很多，一是干嚼，此时枣的味道最浓，但需要选择肉质厚、皮薄的好枣，而且不可多吃，特别是吃枣不吐皮，容易胀气和腹泻。二是煮食。红枣经水一煮，常常满屋飘香，一般不需久煮，待枣皮饱满，就可以熄火。红枣常与其他事物共煮食，如生姜红枣汤，甘甜微辛，能健胃驱寒；红枣桂圆汤，补气养血，能治疗心悸；红枣百合羹，能润肺安神；红枣莲子羹，能健脾养心。还有红枣煮熟后溶入阿胶，能止血补血，最适用于女子月经过多导致的贫血；红枣与红参同煮，可以用于肿瘤化疗中的养生茶；红枣与黄芪同煮，可以治疗黄胖人的多汗；红枣与甘草同煮，待水煮干，但食枣，可以作为瘦弱的神经症患者的日常调养剂。清代无锡名医王旭高，治疗小儿消化不良，用六君子汤研粉，纳入红枣之中，煎煮后让孩子吃枣喝汤，称之为药枣。现在有人介绍将红枣与红豆、红皮花生等煮食，说能补血，取色红入血之意。三是取枣泥，即将红枣煮烂后去皮核，可以做各种甜点。现在花样更多，如饭店有红枣与黑米、核桃等打汁，作为饮料，颇受食客欢迎；更有红枣果汁、红枣糖等。

红枣固然是传统保健干果，但含糖量高，中医说其药性甘温，所以，血糖居高不下的人，满面红光、大腹便便的人，经常腹胀腹痛的人，经常牙龈肿痛的人，或咽痛舌红出血的人，红枣就不能多吃了。我的血糖也不低，但是，有时面对红红的大枣，就是挡不住那甘甜的诱惑。因为它给我的是一种温暖的回忆。

风干荸荠

　　最近，朋友送来一包风干荸荠。削去皱巴巴的紫皮，洁白的果肉便露出来，嚼之，甘甜生脆，汁水满口。荸荠的甜，甜得清爽；脆，脆而不硬；凉，不伤胃，却清心，特别是酒肉之余，嚼几枚荸荠，须臾，膈间就觉畅快无比。

　　荸荠是水生植物，我的家乡很多，一到寒冬，经常吃到。荸荠有时熟吃，煮熟了剥皮吃，也甜，吃起来爽脆脆的；父亲喜欢用荸荠片炒黑木耳猪肉片，这是年夜饭里的一个热炒。荸荠也能凉拌，削去皮，用酒酿拌了，荸荠洁白，酒酿也是洁白，犹如雪上添霜，白的可爱，吃口极佳，不仅更甜，而且有浓郁的酒香。

　　回想起来，儿时吃得最多的还是生荸荠。从街上买了一堆泥荸荠，在井边淘洗几次后，便有模样了。荸荠扁圆，表面平滑，皮或紫黑，或紫红，亮亮的。荸荠有顶芽，鸟嘴状，金黄色，挺挺的。荸荠芽和脐底有泥，要用猪鬃板刷逐个刷干净，才能入口。小时吃荸荠不用刀，多先用门牙轻轻地啃去皮，虽费时，但入嘴后咀嚼的享受，却是十分的惬意。刚出土的荸荠，甜度不够，需要洗净后在通风的地方放几天，等荸荠皮起皱了，荸荠肉就甜了。这就叫风干荸荠。小时候，故乡老家的三叔公，每年春节都要备一篮子风干荸荠。等我们来到老屋玩耍时，老人家就会从悬挂梁上的篮子里，笑眯眯地取出几个荸荠给我们，教我们如何用手剥荸荠皮。那种荸荠特别甜，不是麦芽糖的甜，也不是水果糖的甜，我非常爱吃。正月里，荤菜多，常常吃得嗳腐气，只要几个荸荠下去，胃口便开，见肉又会馋。

荸荠有药用价值。一是化痰。清代温病家王孟英治疗头昏、胸膈满闷、痰黄黏稠、口干者，常用荸荠与漂淡海蜇煎汤，名雪羹汤；我遇感冒发热、咳嗽痰多者，则让患者用荸荠、梨、萝卜榨汁服用，对小孩最为适宜。二是清热生津。同是清代温病家的吴鞠通，治疗太阴温病，口渴甚，吐白沫黏滞不快者，让病人服用荸荠汁、梨汁、芦根汁、麦冬汁、藕汁或甘蔗汁，名五汁饮。三是解酒毒。酒后口干舌燥者，酒后咽喉肿痛者，酒后胸膈烦热者，嚼食生荸荠更佳。四是通便除积。生嚼荸荠，能助消化，除腹胀，通大便，如多吃，则会腹泻。所以，对胆囊结石、习惯性便秘、肛裂痔疮出血者比较适合。还有人说荸荠能化石，能降血压，能消淋巴结等，但本人无经验，效果如何，有待观察。

冬吃萝卜

　　冬日里，我最喜欢吃萝卜。南京菜场常见两种萝卜：一种是白的，个大，水嫩；另一种是红萝卜，皮红得可爱，肉质细腻甘甜。吃萝卜，我最喜欢煮萝卜条。萝卜切成两寸长的条，在热油盐锅里翻炒一下后，放虾干或虾米，盖后闷烧，至萝卜条半透明，即可熄火，撒上大蒜叶，萝卜条白嫩可口，大蒜叶翠绿喷香，我可以吃一大碗，最后的汤拌饭味也美。这种萝卜，可以开胃顺气，吃再多也不涨肚子。白萝卜切成细丝，用盐爆腌个把小时，挤出水后，加入香葱麻油凉拌吃，能下火清热；如果加入海蜇丝，还能化痰。也有时用萝卜煮排骨，但火候过了，萝卜会化了，反而没了萝卜香。

　　萝卜也是冬天常见病的好药。治疗咳嗽，可以用红皮辣萝卜切薄片，放冰糖水里泡一夜，喝那微辣的糖水，能化痰止咳；咳痰黏稠难咯，可以用萝卜与荸荠、海蜇一起煮汤，能化痰，能通便；治疗咽痛和失音，清代民间有个食疗方，用白萝卜片与利咽的青橄榄一起煎汤代茶，方名青龙白虎汤。也可以萝卜榨汁，置锅里稍微沸几下，当饮料服用，这种萝卜汁，特别适用于酒后口干舌燥者服用，古人说能解酒毒。还有，萝卜能消面毒，多吃面食以后的腹胀不适，食用萝卜可解，所以，我一直喜欢吃萝卜肉包子和萝卜肉馄饨，还特别想念小时候吃的萝卜丝饼。冬天的傍晚，放学后，在老街巷口的大饼店，买两只刚出炉的萝卜丝饼，饼皮焦黄，萝卜丝白辣甜，还有葱香。

　　民间有谚语：冬吃萝卜夏吃姜，不烦医生开药方。冬天为何要吃萝卜？因为冬天人的郁热重。天寒地冻，人的腠理紧闭，毛孔收缩；再加上冬天人们食欲好，鸡、鸭、鱼肉，或炖或煲，而且冬天少于运动，于是，阳气不易发泄，痰热易成，食积常有。君不见，冬日里，咽痛发热者，便秘腹胀者，头痛头昏者，口舌生疮者，面红盗汗者，还有中风暴亡者，常常数倍于夏日。而这个时候，多吃一些萝卜，就非常合适。萝卜能清热通便，能化痰消食，能醒酒解毒，确实是冬日里的保健佳品。我经常劝那些体丰面油亮的朋友，不必吃膏方进补，不必服用人参固本，因为他们体内热重毒甚，体质不是不足，而是有余，服用人参不当，不仅无补，还有害。我手头有本清代名医王学权所著的《重庆堂随笔》一书，上面谈到萝卜的保健功效。他说："生用能解风火、温燥、湿热之邪，故烟毒、煤毒、酒毒、火毒、失音、痰闭、中风、咽喉诸病，无不立奏神效。熟用补脾肺，和肠胃，耐风寒，肥健人，可以代粮救荒，乡人广种以充粮食，终身啖之，而康强寿考，且有垂老而发不白者。此人所共睹之事，何以修本草者，独贸贸也？"修本草者，就是那些写药书的人；贸贸，是蒙昧的意思。我看到此处，便掩卷而思，不由得一声长叹！

儿童节想起我的母校

2011-06-02

老虹桥往北百米、中山公园西南面、小庙巷的南侧，就是我的母校实验小学。走进学校的大门，是一条不长的青砖路，向右拐弯，便是一个有长廊的大四合院，院子里有些树木，还有一个不大的花坛。院子除东边是一些小房子外，三面都是教室。穿过南北两面的走廊往西，又是一个院子。南北有三进，南面是大礼堂，中间是教师办公室，赵汝彦校长的办公桌也在那里；北面有一个教室。这个院子西面，是学校的大操场。说是大操场，其实只是一片不大空地。操场东边有一些水泥乒乓桌，西北角有单杠、双杠，北面有沙坑，南面是爬杆。空地上竖两个大门框，就算是小足球场了。大礼堂南边是片瓦砾堆，里面长满了杂草，还斜躺着一块很大的石碑。据说学校原是座祠堂，名戚公祠，与明代抗倭寇将领戚继光有点关系。学校长廊里有不少石碑，上面刻着许多字，我们常常用铅笔去拓那块写着楷书的碑，取几个字样当字帖。

我在学校一直不怕写作文，这应当感谢二年级卜尊俊老师的鼓励。那次我写了一篇春游小作文，将蚕豆花比作蝴蝶，卜老师将此文在年级上作为范文宣读，让我第一次尝到了那种非常好的感觉。从此以后，我就盼望上作文课。那时学校经常组织我们观看戏剧、电影和各种展览，比如话剧《雷锋》，电影《怒潮》《红日》《燎原》，展览如农业展览、阶级斗争展览等，这些都成为我们写作文的题材。记得我在作文中，写了"阶级敌人好比是六月的洋葱，皮焦叶烂心不死"一句，语文老师还给我画上了圈。

那时学校的文娱活动很丰富。我曾是学校合唱队的队员。合唱队指挥是沙均老师，他的指挥很有力，要求也非常严格，他还任手风琴手。大家唱的歌曲有《大海航行靠舵手》《我们走在大路上》《游击队员之歌》《大刀向鬼子头上砍去》等，这些歌曲节奏感强，经过轮唱，很有气势。我们经常在课后和晚上在大礼堂排练，并到过大会堂、十方庵等地演出。四年级时，我们班上的几位同学开始吹小笛子，后来几位吹得比较好的就经常在一起练习。五年级时，学校组织我们参加文娱演出，笛子小合奏也是一个节目，记得那时吹的曲目有《我是一个兵》《社员都是向阳花》等。

19 世纪 60 年代，我们经常到郊外参加农业生产活动。轻活是挖三棱根、拾麦穗等，稍重的体力活是搬稻、割麦子。挖三棱根挖到泥鳅，拾麦穗遇到水蛇，常常让同学们有小小的惊奇和骚动。割麦子有时割破手指，但这常常成为老师表扬的对象。劳动结束后的心情是最好的，尤其是秋收时节，夕阳西下，我们唱着军歌《打靶归来》回学校，男同学有意将脚步踏得很响，整齐的步伐和雄壮的歌曲，那时的感觉真是好极了。

为支援农业，积肥也是学校一项经常开展的活动。农民喜欢青肥，我们就割草。记得有位同学家在蔬菜大队，割得草最多，每次都是第一名。那时候，学校院子里草堆很高很高，但不久就出水，弄得院子里臭烘烘。还有扦脚泥，即将家里地砖上的积泥铲下，说含有钾肥。但那时我家仅住一间屋，没几块砖，泥也不多，所以很难完成任务。

"文革"中的实验小学，我的妻子比我清楚。她比我低三届。她说她那时参加了学校的宣传队，唱毛主席语录歌，跳"忠字舞"，每次毛主席最新指示发表，就要到学校参加游行，弄到深更半夜。"文革"中的校园，充满了"阶级斗争"的硝烟。她的班主任吴宝珍老师，个子高挑，面容清秀，平时待同学非常和蔼，但"文革"中也被隔离审查。昔日尊敬的老师怎么成了坏人？许多小学生真是一头雾水。有次，她忍不住偷偷地去隔离室看望了吴老师。吴老师还是那样微笑着问这问那，当听说养了几条小蚕，吴老师还特意用白纸折了个漂亮精致的小纸罐。现在说到这件事，妻子还是会忍不住掉眼泪。

我们离开实验小学已经40多年了，离开江阴去南京工作也已经30多年了，但那段在实验小学的学习经历，依然不时浮现在眼前，这就是我们当年学子对母校的那种永远不会消失的感觉。

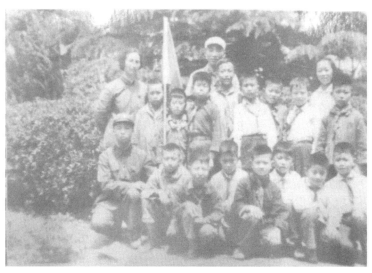

江阴实验小学的毛泽东思想宣传队合影（摄于 1966 年，前排右三是本人）

梅雨季节的一道药膳 2011-07-10

梅雨季节的南京，闷热潮湿，汗出不透，浑身不爽，这时需要吃一道药膳——冬瓜生姜鲜虾汤。

冬吃萝卜夏吃姜。夏天人们最易受寒，穿得单薄，还处处空调，忽热忽冷，而且瓜果不断。所以，夏天的人容易闭汗身困，容易腹泻呕吐，容易浮肿肥胖，容易腰腿痛。这时，生姜，就有用武之地了。姜可发汗，可祛湿，可暖胃，可止利，还可提精神。上菜场，先去买生姜，要选个大，新鲜不腐烂、不泡水的，掰开色黄，嚼之辛辣的。来两个大生姜。

再买冬瓜。夏天，是冬瓜上市的季节，皮墨绿或翠绿，上面还有一层茸毛或白霜，切开，瓜肉洁白如雪。冬瓜是夏天的主要蔬菜，也是一味药，清热，利水，消暑，能治疗浮肿、多汗等。皮子均入药，皮利水，子化痰。冬瓜海带汤、冬瓜煮虾米、冬瓜排骨汤，均是夏季可口的佳肴。冬瓜也是值得向现代减肥一族推荐的瘦身食品，而且还有古代文献依据，如唐代孟诜的《食疗本草》说："热者食之佳，冷者食之瘦人。"

做冬瓜汤，冬瓜要2斤；再上水产市场，买河虾。夏天也是吃河虾的时节，这时候的虾子正是产籽的时候，虾子最肥也最精神，壳青透明，满腹的虾籽，活蹦乱跳，一不小心，能溅你一脸的水。我爱吃虾。中医说虾子甘、微温，能补肝肾，能通乳，能壮阳。我只是享受入口时的感觉，鲜美！做汤，虾子少了难起鲜，吃也不过瘾，起码要1斤。

回家先切生姜片，不能去皮，生姜皮的发汗利尿作用据说更好；然后将虾子剪去钳、须脚，洗净沥干水；然后将冬瓜削皮，皮用纱布包好，冬瓜切成块。取一大锅，放上水，水里放一个葱结，放入姜片，大火煮开；接着，放入冬瓜皮和冬瓜块，待冬瓜半透明时，取出生姜片及冬瓜皮，然后将活虾子放入，大火猛沸，虾子一红，即可熄火，撇去浮沫，放入食盐，淋上麻油，即可上桌。

此汤透明清澈，其味辛辣爽口，鲜美无比，少少入口，足让你胃口大开。而虾肉的嫩，紫褐色虾籽特有的鲜，会让你手不停歇，齿颊留香。冬瓜块也已经入味，入口即化，清爽而利胸膈。为求发汗效果，吃此汤一要趁热，二不可用电扇或空调猛吹身体，三不喝酒但喝汤，直喝得浑身大汗淋漓，盆底汤水全无，面前虾壳成堆，过足瘾，才可用热毛巾擦身。此时，小便也往往来了，特别畅利，周身特别舒适。

这道药膳，是姜汤又胜过姜汤，是道加味生姜汤。用张仲景命名法，就叫冬瓜生姜鲜虾汤。与他的当归生姜羊肉汤相比，是另一种味道了。

中秋记忆

2011-10-30

　　中秋是记忆中那天的月亮。那是最早的中秋记忆。朝东的老宅大院，长桌上摆满了好吃的，但我只记得那堆大红菱，好大好大，那弯弯的角，让我想到了牛角。还记得那天的月亮，真大真圆；那天，我第一次听大人讲月兔嫦娥的故事，说实话，那时对嫦娥没兴趣，但对那白兔很好奇，瞪大两眼在月亮里找兔子……

　　中秋是爸爸烧的桂花芋头。那还是"文革"中的记忆。那年的中秋节，我去大街上看游行，中午回家饥肠辘辘。爸爸端给我一大碗糖芋头，芋头绵软，糖汤带有桂花香，稠稠的，但口感清爽。至今，我还是喜欢吃糖芋头，但再也找不到那碗芋头的味道了。

　　中秋是妈妈给我的苏式月饼。那年的中秋，我在远离县城50多里的小村庄，一人在小屋内边听矿石收音机，边吃汤煮山芋块，那是午饭。这时，妈妈托人带来两个月饼，苏式的，酥皮香，豆沙馅深红色、稀稀的，很甜很甜。那是最好吃的月饼。

　　中秋是南京石头城上的散步。1979年的中秋是在南京过的。那年刚考上南京中医学院的研究生，爸爸的老朋友南京艺术学院中国工艺美术史专家吴山教授请我去他家过节。那天，秋高气爽，他带我登上草场门的石头城。城墙险峻雄屹，脚下荒草萋萋，但极目远眺，近有清凉山宁静，远有紫金山巍峨，更有长江玉带天际流，古城金陵的气势，让我震撼。散步中，吴山先生不仅表扬我的进步，更教我如何收集资料，如何做卡片。当时，他正在从事《中国工艺美术大辞典》的编撰，夫人是助手，卧室就是工作室。吴山先生的激情，那种学者的情趣，给我后来的研究带来了很大的影响。那天的中秋散步，是我到南京的第一课。

今年又到中秋了，我回到家乡，想寻找记忆中的中秋。人生其实就是一种记忆，有甜美记忆的人生是幸福的人生。

诱人的羊肉汤

　　在老家，冬天要喝羊肉汤。数九寒天，外面冰天雪地，县城老街上的羊肉馆子，不大的门面，门口支着几个大锅，红红的火苗舔着黑黑的锅沿，锅里白汤翻滚，冒出腾腾的热气，让不大的街道都飘溢着那种带有膻味的羊肉香。几个白炽灯下，店员们吆喝着，忙着给人端汤切肉，收钱添柴……一些食客红光满面，抹着嘴巴的羊油星子，打着饱嗝，满足地走出小店，消失在黑暗中……父亲给我买上一大碗羊肉汤，还加上几片羊肉，汤液乳白色，很烫，上面飘着许多翠绿的大蒜叶，好香，吃得浑身冒汗，完全忘记了店外的寒冬……这是我记忆中诱人的羊肉汤。

　　家乡的羊肉汤，用的是本地山羊肉。那种羊个头不大，瘦肉多，膻味不重。特别是入冬以后，山羊毛滑膘壮，肉最好吃。喝羊汤一般去羊肉店，西风一起，老街上的羊肉店就开张了。如要自己做，那就去农贸市场弄半只羊腿，剁成一寸见方的肉块，在沸水中焯去血水，然后用大砂锅，放满清水，将羊肉放入，里面要有葱结两个、生姜三块拍扁，倒入黄酒，用大火煮沸，撇去血沫，便盖紧锅盖，文火慢炖，至少3小时，直到汤白肉烂，才可放盐，用大碗盛汤上桌。喝羊肉汤要趁热，而且一定要撒一撮大蒜叶，或者用芫荽也行，这样不仅去膻，更能健胃添香。羊肉汤可以是纯汤，但最好放上羊肉或羊杂。上个月回老家，席间居然上一大锅羊肉汤，虽然羊肉味不浓，但火功已到，汤醇鲜香，更好吃的是汤里的羊血块，切成薄片，飘入汤中，筷子夹得起，入口脆嫩滑溜，那种流动在舌尖上的感觉，好极了。

羊肉汤不仅好吃，而且能够健体强身。古代的医书中，就有很多与中药同炖的羊肉汤方，最著名的是东汉医家张仲景的当归生姜羊肉汤。该方将羊肉与当归、生姜，炖汤服用，用于治疗瘦弱妇女的腹痛、月经不调以及产后虚羸。当归养血调经止痛，生姜温中驱寒发汗，再与羊肉为伍，全方功效大约有五：一是止痛。特别适用女性的腹痛，如痛经，也适用于男人胃寒冷痛；二是润肤。面黄憔悴、皮肤干燥、头发脱落的女性常喝，能美容悦色；三是增肥。瘦弱枯黄的女性最为适合；四是调经。适合那些经血量少色淡者；五是润肠。当归能润肠，加上羊肉汤多油脂，利于大便干燥难解者。

最近我上网搜索了一下当归生姜羊肉汤，介绍的文章很多，但大多是你抄我袭，其中用量当归过大。如果按原方比例煎煮出来的羊肉汤，那是药，不是食，浓浓的药味是常人难以接受的。家庭做当归生姜羊肉汤时，必须调整剂量。一般来说，当归量宜小，生姜量宜大，羊肉更应多用，而且要放黄酒，这样才有羊肉汤的鲜香。

有人说，经方家大多用峻药猛剂，或附子，或大黄，是大青龙汤，是大承气汤，其实，这只是说经方家善治危急重症的一面；经方家还有柔情温馨的一面，许多慢性虚损性疾病，难求急功，需要缓图，需要温存。羊肉可入药，猪肤也可以成汤。中医原来就是生活。

冬天想起烤山芋

2011-12-02

　　烤山芋刚出炉，烫手，咬一口，香甜，其汁如蜜似饴，入口脘腹温暖，齿颊留香。我喜欢吃烤山芋。南京街头巷尾，常常有烤山芋卖，特别是隆冬早春的傍晚，当闻到飘来的那种香味，我就忍不住要掏零钱。

　　我记忆中的烤山芋，是父亲的杰作。20世纪60年代初期，粮食紧张，山芋是好东西，但经常吃煮山芋也倒胃口。那个晚上，父亲利用煤球炉，烤了几个山芋，外焦里黄，一下子就来了食欲。从此，我就喜欢吃烤山芋。

　　20世纪70年代初期，我在远离县城的文林中学读高中，那时我在学校的宣传队。那是个冬夜，好冷，晚上排练节目后个个饥肠辘辘，不知是哪个弄来了一堆山芋，洗净后放入大铁锅，先干烤，当有焦糊味时，喷入少许冷水，只听得炸雷似的响声，青烟满屋，雾气腾腾，我们紧捂锅盖，不多时，山芋便软了。那样烤的山芋，又香又甜，烫得舌头痛，但腹中暖和。想起那时的感觉，现在还温暖。

　　要说最难忘的那只烤山芋，是邻居三弟给我的那只。也是20世纪70年代初的一个冬天，生产队平整土地，我挑土方。干到太阳偏西时，队长让大家歇息。我找了个避风向阳的高田埂下，依偎着扁担，享受冬日阳光的温暖。这时，邻居三弟递给我一只烤山芋，刚从灶膛里扒出来，褐红的皮干焦，撇开，里面金黄色，半透明，还冒着丝丝热气……

　　山芋，是家常食品，也是一种药，而且是健脾利水药。清代名医余听鸿的《诊余集》记载着一个用烤山芋治愈脾虚腹泻的医案，说有人久泻，面黄虚浮，后得一单方，每日用山芋一只，外包黄泥，放灶膛内煨熟后食用，月余后果然见效。为何有效？医案中说：山芋色黄入脾，味甘淡，甘能健脾，淡能利湿；裹以黄泥，是以土补土；以火煨烤，是取火能生土之意。道理说得挺有趣。

确实，山芋能利肠胃，不仅是腹泻，就是便秘也有效。据日本学者报道，山芋中含有丰富的黏蛋白，这是一种多糖与蛋白质的混合物，能保持消化道、呼吸道及关节腔的润滑，保持心血管的弹性，防止动脉硬化，能延缓衰老。美国学者则发现，山芋中含有一种类雌激素，能保护人体皮肤。另外，山芋中含有丰富的纤维素，在肠道内能吸收水分，增加大便体积，从而促进排便。所以，山芋在国内外都被作为保健食品而备受人们的喜爱。当年我在日本，见到街头每个小烤山芋价格在 300 日元以上，而红薯切片裹上面粉油里炸过，是日本料理天妇罗的一种，价格更贵，那时我想吃常常舍不得。

山芋极为平常，但却有益健康，我最爱吃，也推荐给他人，特别是对那些面色黄、肌肉松软、胃酸缺乏、喜食甜食、大便或干或溏的人。我常让他们吃烤山芋。我觉得烤山芋的功效接近经方小建中汤，甘温补中，理虚健脾。好多年前，我曾撰文介绍山芋的食疗价值，发表在《大众医学》杂志上。最近，我上网搜索发现，此篇旧文被一些报刊及网站发表，只是署名的不是我。对此，不禁暗暗好笑。

故乡的拖炉饼 | 2012-02-02

今年春节回老家，堂兄又给我递上两扎老家的土特产——拖炉饼。青边碗大小的圆面饼，两面微黄，油漉漉，上面撒着黑黑的芝麻，八个一扎，用篾条编成的扁平的篓子，两个上下一合，盖上黄色的牛皮纸，贴一张小红纸，用红色的塑料绳结扎。这种包装，乡味十足。

老家北街上那个弄堂口，有家烧饼店，每年春节一到，就开始做拖炉饼。这种面饼用精白面，以油酥透，馅很特别，不用肉馅，但用开春的荠菜，加上猪油和白糖。制作方法也特别，用上下两个炭火炉子烘烤，火候一到，把上面的炉子移开，饼便出炉了，故名拖炉饼。刚出炉的饼面起酥皮，荠菜翠绿，糖浆洁白，入口又甜又香，那种早春的味道，十分独特。第一次吃拖炉饼，是父亲带我去的，从此记住了那种鲜甜香，记住了那个老店铺的厅堂。堂兄告诉我，北街还没有拆，那家店铺还在经营。他还说，那家的拖炉饼最好吃，就是麻尖角（烧饼）和油条也是这家做的最好吃。这时，不知怎么，我对这店家，顿时产生了敬意。

很多次回故乡，总发现故乡在变化。记忆中的老街几乎消失，弯弯的石拱桥已经代之可以通汽车的水泥桥，垂钓的河塘早填平盖上了房屋，所以每次回故乡，总有一种莫名的惆怅。好在，家乡的拖炉饼、马蹄酥、老抽酱油、熓鸡等土特产还能找到，让我宽慰许多。我想，科技创新固然是要褒奖和提倡的，但文化坚守也需要敬重和支持。因为，一个民族，如果没有人坚守一些传统的生活方式，那就会让后人不知道他从哪里来？属于哪种人？现在该往哪里去？犹如医学上所说的"记忆缺失症"。一个地域，没有人坚守那个地方历代相传的文化，那仅仅是一块生硬的土地而已。从这个意义上说，拖炉饼就是一个故乡的印记。在我的眼睛里，拖炉饼已经不是普通的糕点，而是故乡的味道，乡愁的寄托。

油菜花开的季节

今天回江阴，一路上是金黄色的油菜花，连风里也是那淡淡的花香。这是个钓鱼的季节，儿时的我经常拿钓竿，趴在池塘边钓鱼玩。

老家后院外，有条大渠河，说是河，其实是个大水塘，人们淘米、洗菜均在那里。那塘里的鳑皮鱼最多，有红眼鳑皮、小鳑皮、大鳑皮等好几种，小鳑皮一般给猫吃，大鳑皮可以油炸吃。这水塘里还有麦鸡哥、昂公鱼、窜条鱼、小鲫鱼等，那次居然钓到一条大昂公鱼，色金黄，有胡须，咕咕地叫，让我着实高兴了一阵。但这里也有让我气恼的鱼，那是刀鳅。这家伙鱼脊如刀，常常划伤我的手，而且这刀鳅太贪吃，常常把鱼钩吞进肚里。

稍跑远一点，是个叫夹岗泾的河塘，这池塘四旁都是麦田，我最喜欢来这里静静地钓鱼。这里的鱼和大渠河不同，一种叫贼土鸡的小鱼很多，那鱼是土黄色，个头很小，但头大嘴大，平时匍匐在河边的水底下，一动不动，如果惊动了它，那就猛地一窜，搅浑了一团河水，逃得没有踪影。它很贪吃，我鱼钩一下，它就会一跃而起，死死咬住鱼钩，可惜鱼儿实在太小。我最喜欢夹岗泾的大米虾，它咬钩时非常轻缓，只觉得鹅毛的浮标慢慢地下沉了，才知道有虾咬钩了；提竿要慢，否则会脱钩；大米虾出水后，会挣扎，尾巴一甩一夹，弄得你一脸的水花。夹岗泾的早晨很美。记得有次是星期天，我一早就来到河边，河边四周是麦苗青青，油菜花黄黄，阳光下塘水特别清澈，看得见水下鱼儿在游荡。我放下鱼钩，就频频有鱼儿上钩，那是非常漂亮的小塘鲤鱼，圆圆的身躯，鱼鳞有黑有黄。塘鲤鱼蒸鸡蛋，味道非常鲜美。那天，要不是外婆硬拽我回去吃早饭，可能收获更多。

油菜花开的时候，鲫鱼是最好钓的。鱼饵用饭粒，就在淘米、洗菜的河滩下钩。鲫鱼咬钩很有特点，浮标先是轻轻地抖动，然后突然水面下的浮标升起，这时就要提竿。春天河塘里的鲫鱼最肥，鳞片发着金黄色的光，掉在地上，上下蹦跳……这种鲫鱼一肚子的鱼籽，用来熬汤，鲜美无比！外婆的拿手菜，是鲫鱼肚子里塞肉沫，放酱油红烧，那种滋味啊……

后来，我长大了，也很少有机会回老家了，但还是想着钓鱼。在南京，也曾在玄武湖畔钓过鱼，甚至去赛虹桥外的野河塘里去钓过，也有过大米虾和菜花甲鱼的收获，但总没有儿时垂钓的乐趣。故乡之所以让人思念，儿时的乐趣之所以回味无穷，是因为过去的岁月不可能再有。热爱生活，就是要珍惜当下。

从端午节吃粽子说起

儿时的我，过了春节，就是盼望端午。端午节，老家的话叫端阳。端阳有粽子吃。那时粽子都是外婆包了送来的，大多是白米粽和赤豆棕。记忆中，我下午放学回家，看到一篮的粽子，书包一丢，忙不迭地剥上一个，用筷子戳着，蘸上白糖吃起来。粽叶特有的清香，糯米的绵软夹着白糖的鲜甜，滑过舌尖，沁入心脾……那就是端午节的感觉。

我爱吃糯米食，而且要吃甜的。团子要吃豆沙馅的，赤豆糕要放红糖的，粽子当然要蘸白糖的；还有糯米糍团，外面是犹如珍珠的糯米饭粒，里面是乌黑的黑芝麻馅，又香又甜，太好吃了！这就是我小时候的美食。我没有感觉到多吃甜食有何不好，父母更没有限制。而现在的不少父母，对孩子的吃甜，严格限制，让孩子忍受甘甜的饥渴。我经常在门诊为一些瘦弱的孩子们开甜食禁，听到医生爷爷说可以吃糖，孩子无不露出笑脸。

甘，是脾胃的味道。或者说，凡是人都喜欢甘甜的食物。甘，能补中，能健脾，还能缓和安定神经。《黄帝内经》有"肝苦急，急食甘以缓之"的说法。那些烦躁不安的孩子，只要含上一块糖果，马上就变得宁静；那些抑郁焦虑的女孩子，嚼几块香甜滑腻的巧克力，心情也会变得晴朗。经方中，也有很多用甘药的方子。比如甘麦大枣汤，用甘草、小麦、大枣煎服，可以治疗女人的"脏躁"。这是一种类似神经症、接近歇斯底里的病证。其实，这种方，在儿科经常用。我用甘草煮大红枣，让患有多动症的瘦弱孩童食用，孩子爱吃，还有效。当然，如果能开发一种甘麦大枣的面包，可能更好。我目前用得最多的甘甜经方是小建中汤。桂枝、白芍、甘草、生姜、大枣，还要加块麦芽糖，如此美味的香甜汤，是治疗瘦弱之人便秘、腹痛、不欲食的良方。我还用来治疗那些具有骨感美女士的经前乳房疼痛和失眠，也挺灵验。别说她们，就是我，近来晚上睡前吃了十多枚新疆若羌红枣，睡得就很香！

甜的东西，多吃也会让人胀满，中医常说"甘能令人中满"。我妻子就不能多吃甜，糯米粽子她是不喜欢的，因为容易腹胀和吐酸水。她有哮喘，平时少不了大柴胡汤颗粒。可见，大柴胡汤体质是不宜多吃甜的，也不能吃粽子的。还别说，大柴胡汤中就是没有甘草！刚才，家里的那只小猫居然呕吐了，一问，今天早晨喂的是粽子，而且是甜粽子。我想起来，猫有病常用乌药，乌药是理气止痛药，与大柴胡汤同功。由此说来，猫的体质是大柴胡汤体质居多了！呵呵，纯属乱说。

这些年来，许多人对甜食充满恐惧。血糖稍高，便戒一切甜食；体重略升，就忍饥挨饿，宁愿心慌、手抖、出冷汗；小孩如有蛀牙，也归罪于甜食。何必折腾自己呢？！生命是一种感觉，不是数字。如果甜食吃了感觉舒服，吃点是无妨的。我最近体检，也发现胰岛素抵抗，但我照吃红枣，只是不多而已。

这次回老家，亲家精心准备了一桌家乡菜。

一大盘盐水大籽虾。这时正是淡水虾产卵的时节，肉肥籽满最好吃。吃这种虾，老家人通常先煮一锅盐水生姜汤，然后将活蹦乱跳的青壳大虾倾入，顿时虾壳变红，即可起锅。这样的虾子，壳红肉紧，汤鲜可口，浓郁的虾汁水夹带着生姜的辣味，顿时激活味蕾……吮吸过后，剥去虾壳，品味虾籽。虾籽淡紫色或淡黄色，要细细咀嚼，才能感觉其特有的鲜味。夏天虾籽多。记得当年父亲还剔出虾籽，与老家的酱油烧透，用来拌阳春面，那种味道，无与伦比。虾仁嫩白韧劲，虾头里面的虾黄彤红硬满，让我齿颊留香……父亲讲过，我家三叔公，两三只籽虾常常能下半壶老酒，就是这种淡水大虾。

红烧鲢鱼头。硕大的鱼头，与白萝卜炖闷，味入骨，无土腥味。那鱼皮滑溜肥腻，鱼肉嫩白可口。家乡吃鲢鱼，通常是冬天，或与豆腐白炖，或与萝卜红烧。萝卜与鲢鱼同食，既去腥，又起鲜，还开胃。

清蒸鸡。那是只正下蛋的家养母鸡，脚黄、嘴黄、皮也黄。没有任何配料，只是米酒加葱姜，在大锅里蒸至烂熟。一上桌，便香气四溢；鸡汤色金黄，用汤匙尝其味，汤灼唇，香满口，咸淡适中，喝了那汤，才明白什么叫鸡汤……

最让我叫绝的，是那大碗梅干菜红烧肉。多年没有尝到如此正宗的红烧肉了。菜干是乡邻自己腌制的，菜色黑亮，菜香扑鼻；肉是黑毛猪,取的是五花肋排,有肥有瘦,油亮酱红。这道菜火工已到,先烧后蒸,肉形不变,但下筷即酥。菜干香,猪肉香,特别是那肥肉在舌头上滑动的感觉,无法形容。我吃了三大块,硬是忍着没有再下筷子。

蔬菜有三道:一是清蒸茄子。茄子是屋后菜地上刚采摘的,清蒸后淋上酱、麻油,茄香满口。二是上汤苋菜。雨后的苋菜,特别新鲜和肥嫩,加上皮蛋和大蒜瓣,上汤大火盖锅闷煮,淡、鲜、烂。三是茭白毛豆米。茭白刚上市,嫩白甘淡;大毛豆糯软,两者清炒,青白相兼,好看更好吃。

最后,是亲家母包的大馄饨。家乡的馄饨,皮薄而韧劲,入口滑溜,而馅多味鲜。苋菜肉馅,味淡些,微甜;韭菜虾仁馅,味道重,香微辣。大馄饨是我的最爱,那天我各种吃了好几只,过足了食瘾,还带来一大包回南京。

这桌家乡菜,取材精当,烹调讲究火功,调味重视天然原味,是道地的家乡菜;没有华丽的器皿,不需要浮华的装饰和繁琐的刀工,更不需要各种各样的调味料;但要的,是那种味道,那种自然天成的田园气息,是那份浓浓的乡情亲情,是那种能唤起食客心灵深处美味记忆的味道。

补充说一下那天饭前的心情。那天,正遇台风吹过苏南,水乡的空气异常清新,夕阳将天空涂得金黄。我从喧闹的城市出来,一路上翠绿满眼,一栋栋黛瓦粉墙的农家小院掩映在绿树里,那是久违的宁静,那是久违的感觉……

秋话百合

立秋后，百合就开始上市了。百合比大蒜头大，鳞状的块茎犹如莲花座，剥去外面沾有泥巴的鳞片，里面光润洁净，一片片，象牙色，剥之粘手。吃百合很费事。先要把百合剥开，不少瓣尖上一点焦黑，要逐片轻轻撕下，伴随着丝丝一声，可以带下一层薄膜，透明的，比笛膜还薄。当年外婆说，不去它，百合更苦。

老家南面的宜兴市，出产百合，最有名。这种百合个头大，入口糯软，苦中带甜，最适合做羹熬粥。老家人吃百合，有单吃的，也有与糯米、红枣、莲子同煮的，考究的人家，还放入已经炖得烂烂的银耳。这种百合羹，是许多中年女性及老人午后或临睡前的甜点。

百合是苦的。我小时候不太喜欢吃百合，就因为那种苦味，但喜欢外婆做的百合红枣糯米粥，放点白砂糖，又香又甜，那点苦味，已经不觉得了。外婆说，百合补肺的，吃了不咳嗽！

学中医之后，才知道百合确实是一味药，能够安神。东汉的《伤寒杂病论》里居然还记载一种以百合命名的疾病，叫白合病。这种病，表现非常怪异，用张仲景的话来说，是"意欲食，复不能食；常默然，欲卧不能卧，欲行不能行；饮食或有美时，或有不用闻食臭时；如寒无寒，如热无热；口苦，小便赤；诸药不能治，得药则剧吐利，如有神灵者……"很长时间我不明白这是什么病，临床多了，才发现百合病其实就是抑郁症的一种类型。江南的秋天，秋雨淅沥，秋风萧瑟，人们不免平添几分忧愁，于是，失眠、胸闷、烦躁、疲劳、口干舌燥等症状就出现了。这正是吃百合的最佳人群。

百合能消除莫名的烦躁，睡觉之前吃点放糖的百合羹让人安眠，如果症状严重，百合还可以与其他药物配合，张仲景在《金匮要略》中记载了百合知母汤、百合滑石代赭石汤，有百合鸡子汤、百合地黄汤等经方。我用百合，常与温胆汤、酸枣仁汤同用，对于那些百般无奈、虚烦不眠的患者，此方有助眠安神除烦的效果。但说实话，百合药效相当平和，单用百合，与其说是服用的效果，倒不如是剥百合、聊家常、然后品尝百合的过程，倒也可以化解秋天的悲愁。想起当年剥百合时的外婆最安闲，她会边剥百合，边给我们讲故事，内容大多是《珍珠塔》《玉蜻蜓》等传统戏的情节，等到百合剥完，外婆就会去煮百合。百合糯软，红枣鲜甜，外婆看着我们吃百合，她特别高兴，常常帮我们碗里加上一大勺白糖。

除安神以外，百合应该还有其他的功效。上次门诊遇到一位痛风患者，他告诉我，每天食用百合，也能降尿酸。我查百合的药理，居然含有秋水仙碱，而这种化学物质，就是痛风的特效药。

江南春天的野菜

　　春节过后的苏南田野，虽然绿色不多，但在田埂上、河滩旁就可以找到许多野生荠菜。荠菜散落而生，一二棵或两三棵，叶子紫褐色，锯齿状，常常隐藏在枯草旁。清明节后，荠菜开始抽条，花茎细长，上面长满细小的白花。儿时将成熟的荠菜花茎掐下，左右摇晃，耳边就会发出沙拉沙拉的声响，我们叫摇鼓郎草。早春的荠菜匍匐在地，挑时要下刀深，直插根部，否则叶片会散落。荠菜是野菜中的上品，味道极为鲜美，吃法很多。通常是咸吃，或油炒，或凉拌，或做汤，其中荠菜炒肉丝，或荠菜汤，无不清香可口，开胃健脾。另外有一种甜吃法。老家有一特产，名拖炉饼。这种点心以荠菜、猪油、白糖为馅，精白面为皮，经上下两个炉子烘烤而成；那饼皮薄馅重，饼馅鲜甜，夹着浓郁的早春荠菜的清香，江南味道十足。学中医后知道，荠菜能止血，花的作用更好，特别是对于肾炎尿血，可以用荠菜花煎汤代茶。

　　马兰头，容易辨认。叶子长圆，根茎紫红，常常扎堆而生，碧绿鲜嫩，在有水潮湿的河滩或屋后阴凉的角落，更多。小时候最先认识的就是马兰头。老家人称马兰头为马菜，吃法多是凉拌，下沸水烫一下，滤干后剁碎，放上酱油、麻油，考究的再加上香豆腐干屑，凉拌后下粥最香。马兰头吃到嘴里，凉丝丝的，大人说能清凉败毒，吃了能明目。20 世纪 70 年代大搞中草药运动中，马兰根是用来治疗感冒发热和鼻出血的。

　　车前草，我们称打官司草，春天很多，田埂上、野地里到处可见。车前草的花茎很长，而且很韧，拔下它，和对手互相交错对拉，看谁的最韧劲，不断就是赢家。车前草是味好药，清热解毒，可以治疗痢疾、热淋。老岳父生前讲到小时候患痢疾，大便下红白冻，腹痛如绞，大人让他喝新鲜的车前草榨的汁，那汁水真苦啊，但管用，就喝一次拉肚就好了。车前子利水明目，我治疗眼疾，也常配合五苓散。文献上记载，车前子炒黄研细粉，用米汤调服可以治疗腹泻。

蒲公英，要清明后才多见。醒目的是它的花球，绒毛毛，白色的，在风中摇呀摇，我们采了它，仰头对着一吹，阳光下就出现许多飞花，常常引起小伙伴们欢呼雀跃。蒲公英的叶片大，如莲花座，花茎粗壮，掐断有乳白色的浆，粘手。蒲公英是药，民间用于乳腺炎、红眼、咽喉肿痛等。但也有人家凉拌或炒了当菜吃，可惜，我没有尝过。

金花菜，老家人叫它草头，叶片小，色嫩绿，一片片，绿茵茵；清晨，叶片上常常有一颗颗晶莹的露珠，显得特别洁净可爱。清明后，金花菜会开黄色的小花，花开了，草头就老了。金花菜的嫩草味美，吃法多，老家有炒着吃的，有烧菜饭的，还有腌制后当小菜的。老家在扬子江边，每年春天河豚上市的时候，金花菜叶特别俏，清炒的金花菜经常与红烧河豚相伴上桌，金花菜的清香伴随河豚的鲜美，那种滋味，你的舌尖知道……

马齿苋，老家人叫浆瓣头草。它平卧或斜倚在田埂边，叶扁平，肥厚，上面暗绿色，下面淡绿色或带暗红色，掐后有白色浆液，清明前草小，立夏前最肥。采集新鲜的马齿苋，在沸水中烫过，晒干后，与猪肉红烧，甚至还有与鲜肉一起剁碎后包大馄饨，据说味道清香可口。马齿苋是一味常用的草药，多用于治疗肠炎、痢疾，效果确实。

枸杞头，就是枸杞树的嫩芽。枸杞头要趁嫩食用，否则味苦，倘若炒菜，油要多。枸杞头清热泻火，有很多人喜欢食用。

江南春天的野菜，还有很多，香椿头、鱼腥草、芦根……

现在我生活的周边，花多了，树多了，但是草少了，特别是那些野草、野花，更是少见。最近，南京的气温骤升，梅花怒放，杨柳新绿，春意已浓，但此时的我，却更怀念儿时在野地采摘的那些野菜。这些江南的野菜，是我童年的伙伴和玩具，是物质匮乏年代的家常菜蔬，这种温馨的记忆，是不会消失的。

这里的黄昏静悄悄

下午小组讨论结束后，我独自来到挹江门边的八字山公园散步，沿着明城墙缓缓往上。天色渐暗，人声车鸣渐远，我的身边变得静寂起来。茫茫夜色中，城墙下的护城河泛着白光，水中倒影着远处大厦上的霓虹灯，挹江门城楼依稀可见……这里的黄昏静悄悄。我放松，我惬意。

我喜欢这种静寂的感觉。记忆中的不少碎片，都与独处有关。

我曾经在一个冬天的下午，独自躺在县城城河边那个高高的小土山岗上，晒着太阳，嚼着茅根，身边静悄悄，偶然有几只小鸟，飞来冬青树上，啄食黑黑的女贞子，发出快乐的鸣叫声。记得那时刚刚小学毕业。

一个秋天的傍晚，放学后的校园静悄悄，我坐在学校北边的鱼池边，沐浴着夕阳，对着明镜般的水池，拉起小提琴。那时我在一个乡村高中读书，应该是20世纪70年代初。

我还清晰地记得，月光如水，繁星满天，蛙声片片，那是个夏日的夜晚。我那时在乡村插队，生产队给建的小屋在村头，三面环河，犹如孤零的小岛。收工回来，再做晚饭，等一切停当，中央人民广播电台全国新闻联播结束，大队广播喇叭歇息后，远近几个村庄就没有人声了。我还没有睡意，遂坐在小屋前，掏出竹笛，仰头吹一曲京剧《沙家浜》的竹笛前奏。旋律清脆、悠扬，这时候的笛声，可以飘得很远很远……

不知从哪年开始，这种静谧，那种心境，便慢慢地远离了我。

每天在城市的喧嚣中，在无处不在的广告包围中，在无尽的思考、开会、讲话中。今天的散步独行，居然能让我找到了一丝记忆中的感觉。

静，是一种心境；静，也是一种生活智慧。有的时候，人就要如无风惊扰的一池清水，就要如夏夜月光下的田野，避开一切声色诱惑，让心境归于平静，听一听天籁之音。

我是医生。我由此想到，有的时候，人体是否也需要那种静谧的环境？人体是不是也有那天籁之音？我想应该有的。那么，如何让我们的治疗不去干扰那生命体的天籁之音？值得深思。

家乡的大馄饨

除夕夜，接到表妹要送大馄饨来的电话，二弟就急了，说不用送来了，今天我们家吃的也是大馄饨，而且妹妹家刚送来芹菜馄饨，冰箱里实在放不下了。表妹则在电话里说：我这次包的韭菜馄饨，味道蛮好，你们一定要尝尝……

大馄饨，正确地说，是菜肉大馄饨，这是江阴人最爱的加工食品，最家常，也最好吃。每年过节时，更是家家户户吃馄饨，不仅自己家吃，还要给亲戚、朋友、邻居送，让大家分享吃馄饨的快乐。

菜肉大馄饨的肉馅多用猪肉，取腿肉或胸脯肉，此处的肉夹精夹肥；菜多用青菜，也有根据季节，用韭菜、荠菜、白菜、芹菜、萝卜、苋菜的。肉要剁碎成泥，蔬菜要先在沸水中焯后断生，然后切碎。每到年关，咚咚咚哒哒哒，家家剁肉声，此起彼伏，是过年的交响曲。

要让馄饨馅可口，除菜肉外，常需要加各种配料。韭菜馅多加开洋白虾，青菜多加猪油渣、香菇屑、冬笋末，这样的馅入口松，味道更香。

拌馄饨馅是技术活，馄饨好吃与否，这是关键。咸淡要适中，青菜馅不能太咸，韭菜馅不能太淡，用多少盐，全凭经验。有经验的主妇，不必舌头尝，鼻子闻一下就知道盐够不够。江南人喜欢甜，糖也会出现在馄饨馅里。青菜馅里要稍稍放点糖，能增加鲜度，但韭菜馅却不能放糖。油也有讲究。萝卜馅要用猪油，青菜馅可以放熟菜油，荠菜馅最好是猪油，而且油一定要放足，少了馅会干涩，口感就差许多。

馄饨皮也有讲究。好的馄饨面皮要厚薄适度、不干不黏、包馅后不裂口，下锅后煮不烂，入口要滑利爽口。生的馄饨皮表面看不出，要吃了才知道，所以，老家人都知道那家面店加工的馄饨皮好。那年妈妈来南京，想包大馄饨，好不容易在一家超市买到了馄饨皮，但一煮就化，让妈妈很扫兴。

包馄饨，家乡话叫裹馄饨。大碗的馅，一叠叠的馄饨皮，还有一碗清水，手心里摊开巴掌大小的馄饨皮，筷子挑出馅，折过来，卷过去，一只大馄饨就成了。裹馄饨是女人们的活，她们围坐在一起，聊着家常，说着笑着，手不停，馄饨一只只变成来，一圈圈，整齐地排在竹匾里，就像硕大的向日葵。裹馄饨时，小孩们也来凑热闹，包得大小不一，但馄饨一下锅，也就分不大清楚了。不过，儿时的我，如果吃到自己包的馄饨，似乎特别香鲜。

下馄饨的锅要大，水要足，火要大，等水沸腾后，需要拎着馄饨，一两只、一两只地下锅。馄饨下锅后要用漏勺轻轻搅一下，以防馄饨沉底粘锅。不多会，馄饨浮起来了，这时，还要放点冷水，等再次沸腾，就可以起锅了。

馄饨的吃法，家乡有汤吃与干吃两类。汤吃多为生抽酱油冲汤，考究的人家，也有用鸡汤的。汤要烫，上面撒上大蒜叶或葱花，淋上麻油或猪油，或撒上胡椒粉，更香、更开胃。馄饨干吃，就是直接蘸酱油或辣椒酱吃。我家喜欢用虾子酱油，以前扬州有家酱园出的虾子酱油品质好，上面浮着厚厚一层虾子，很鲜美！太仓糟油蘸馄饨，味道独特；这种带有酒香味的调味料，其实不是油，而是咸味的酒，颜色比酱油淡，非常特别的鲜味。干馄饨还有一种吃法，是等馄饨冷后，再下油锅焖着吃，家乡叫煎馄饨。一般都是中午吃了汤馄饨，晚上就吃煎馄饨。喝着稠稠的大米粥，吃着香脆鲜美的油煎馄饨，那种舌尖上的感觉，别提了！

家乡菜肉馄饨的营养结构是十分合理的，肉、蔬菜、淀粉、水的比例都恰到好处，有饱腹感，还便于消化；而且比起大餐来，馄饨加工简单快捷，适合于家庭。大馄饨是一种方便食品，冷馄饨，放热水里捂热了，即刻能食。

家乡人吃馄饨，还有礼仪。第一锅馄饨，大多是送邻居的；而且，自己认为好吃的馄饨，也一定要让亲友一起分享。馄饨也浓缩着亲情。每次我们回老家，妈妈常常会给我们包馄饨，不仅热吃，还要将冷却的馄饨打包，让我们带回南京再吃几天。今年妈妈生病住院，没有吃到她亲手包的馄饨，但家里馄饨似乎更多，弟兄姐妹们都争着送来。我们明白，那不仅仅是馄饨，而是浓浓的亲情与年味。

冬天的江南

今年的除夕，我是住在水乡璜塘的。天还没亮，开门炮竹声便此起彼伏地响起来了。等我吃完糯米红糖汤圆后，炮竹声便几乎听不见了。我沿着璜塘河岸散步。雾是夜里开始起的，早晨也没有散去，远处的村庄忽隐忽现，田野虽然没有麦子，但还能闻到泥土的气息。没有风，岸边的柳条纹丝不动，河水如镜，岸边的树、河边的黄草，都在静静的河水上投下清晰的倒影……一只水鸟掠过水面，划出一道浅浅的波纹，很快水面又恢复平静……雾里水乡，有一种静谧的美。

中午，我去机场，雾气还没有散去。车窗外不时闪现苍黄的稻田，或有翠绿的菜地、粉墙黛瓦的村庄、灰黄的树干枝条、墨绿的冬青树，近的清，远的糊，镶嵌在迷露的幕帐里……那是一种朦胧的美。

进入常州境内不久，前面出现了大片的湖面，那是太湖的邻居——滆湖。此时雾气大部已经散去，水天一色，茫茫无边，只见湖边的芦苇荡，一片片，一层层，杏黄色的芦苇杆簇拥着，白色的芦花昂着头，显示着一种成熟的美。

一路向西，进入江南丘陵地带。这里岗地起伏，村庄参差，时而是黑绿的小松林，时而是褐黄色的山地。这里出产山芋，红皮黄心，吃口极佳。20世纪70年代初的初冬，父亲出差路过此地，曾买了不少，每天烘烤水煮，绵软甘甜，让饥肠辘辘的我留下了美食的记忆。望着冬日阳光下的大地，我觉得温暖和安定，那不就是一种厚实的美吗？

　　一路上，我毫无睡意，兴致勃勃地欣赏着，欣赏着窗外冬天苏南的大地：每一处都是画，每一景都有诗，美得心醉……

　　大自然是最美的，因为天地充满着变化和生机。城市里面的水泥地之所以让人生厌，因为那是死板的，特别是那些高大的摩天大厦，初看时，似乎让人惊奇，但看久了，便无趣，甚至感到面目狰狞。

　　我梦想有那么一天，中国的大城市和农村终于变得不那么格格不入，终于分不清哪里是城市，哪里是乡村……如果大城市里面，也有垂钓的荷塘，也有蜂蝶齐飞的油菜田，还有湖边那茫茫的芦苇荡，马路的路牙旁也有那些滚着露珠的野花小草……那该多好！

吃河虾

2014-06-22

　　夏至前后，是儿时吃河虾的季节。这时从河里捞起的大青虾，几乎全是雌的，活蹦乱跳，腹部裹着满满的虾籽。我们看着大人轻轻洗净虾壳，剪去虾足和尖刀一样的头壳，然后，煮上一锅浓浓的姜汤，再放几个葱结，待水一沸腾，即将洗净的活虾倒入，一阵乱跳，很快锅内恢复平静，那些原本色青黑半透明的虾子全变成红色；撇去浮沫，放入适量的盐，就可以上桌了。这时，我们会喊着"弯背老公公，牙苏（胡须）翘耸耸；杀杀没有血，烧烧鲜鲜（读绚绚）红"的谜语歌，乐滋滋地开始吃虾。

　　先把整只虾放入嘴巴，吱吱地吸吮虾壳里的汁水，这时舌尖上瞬间弥漫一种特殊的无法替代的鲜味，那汁水开胃，爽口……接着，小心翼翼地剥去虾足和腹部的壳，用舌尖去舔舐细细的虾卵，煮熟后的虾卵有的紫黑色，有的是蛋黄色，因为太细，咀嚼时要细细体会才能有那种微微黏感和鲜味；再剥开虾头，找那块硬邦邦红彤彤的虾黄，家乡话叫"虾脑子"。虾黄有嚼劲，入口香，我不肯轻易吞下，要慢慢咀嚼到虾黄化了，化为齿颊边、舌头上的那种香气。最后是吃虾肉。虾肉色白，嚼之带有弹性，但很快就变为虾肉糜，有点腥，有点甜，那种无以伦比的鲜味能让你的味蕾全部张开！一只接着一只，往往越吃越快，先挑大的，最后是小的，就是小的，依然那么有味……

　　虾子吃完了，我们面前是一堆小山似的虾壳，我们舔着嘴唇，满足地望着剩下那带有姜辣和葱香鲜美无比的虾汤。最后，大人们往往端来了一碗阳春面，那咸咸的虾汤，就是阳春面最好的汤料，比现在的太太牌鸡精，好吃多了。

我们吃的这种河虾，是生长在江南河塘湖汊里的青虾，老家人叫"大虾"，是区别于河里的小糠虾而名。小时候，我一到老家华士，外婆就会去老街菜场买虾，那虾子真大，都是野生活虾，一只是一只，外壳或青褐色，或青白色，半透明，满是虾卵的腹部，还有两道黄色的纹路。有的河虾很神气，张扬着长长的胡须，不停地挥舞着前足，尾巴一撅一跳，会溅你一脸的水。现在，这种河虾少见了，超市河虾大多是养殖的，个头小，在玻璃箱内无力地躺着，靠氧气吹着，大多半死不活；做出来的虾，红不透，虾壳软，虾肉松，鲜味大不如前。

河虾的吃法很多。盐水虾是最有虾味，做法也简单，但生姜要多，盐要放够，否则提不起虾的鲜味；油爆虾，我也喜欢，用葱姜切成细末，在大火热油锅内迅速翻炒，待虾变红色后放些生抽酱油，即可起锅，虾鲜葱香，十分开胃。家常的虾菜，还有虾炒韭菜、虾籽豆腐。我学医后，还在每年的梅雨季节，做冬瓜生姜鲜虾汤，趁热喝汤吃虾，虾开胃，姜发汗，冬瓜利小便，吃后浑身畅快。

虾肉富含营养，容易消化，开胃悦脾，是老人小孩以及病后调理的上等食品。据说虾肉还能兴阳，配合韭菜更好。上次听人说，用虾籽与海参同食，滋阴补阳，是男女大补之物，属巧思妙想，可博一笑。

说来说去，我还是想吃河虾，想吃外婆买的、家乡的那种大虾。

甜酒酿

甜酒酿的甜，是一种带有酒味的甜，刚一进口，有点刺舌，淡淡的酒香伴随着特有的酒酿甜，顷刻满口，当徐徐下咽后，齿颊舌咽间的那种甜味香味便慢慢地褪去，融进了脘腹深处……

甜酒酿可以冷吃，也可以热吃。冬天冷吃，有点冰牙，但爽口，刚下咽，又忍不住再送进一大勺；热吃，加水煮开，或加糯米圆子，或打入鸡蛋，喝时酒香扑鼻，牙白的糯米或浮或沉，糯米圆子滑利，鸡蛋嫩香，这种酒酿汤，解馋止渴，一碗下肚，浑身热乎，是冬天家常的热点心。

记忆中，外婆家的酒酿最好吃，酒特别甜，每年寒假，总能吃到那碗香甜的酒酿。到南京后，常找卖甜酒酿的。20世纪80年代，学校附近农贸市场上有个卖酒酿的小摊，用大瓷缸装，味道不错，吃过一两回，后来就找不着了。现在小区旁的超市有塑料碗包装的桂花甜酒酿，名字太诱人，高兴地买了两碗，糯米太烂，没有酒味，甜度也不够，那种甜也不是我记忆中的酒酿甜，尝过一次后，就再也没有购买的欲望了。那天，亲家听说我喜欢吃酒酿，从老家给我带来一大缸，是小镇上一个厨师自己酿制的，酒味浓，甜度大，是小时候吃的那种酒酿。这几天早吃晚吃，热吃冷吃，很过瘾！

酒酿有食疗价值。老家的民俗，产妇食用甜酒酿，可以发奶下乳，如果奶汁淤积，也可以催奶散结；面黄肌瘦的孩子，酒酿能开胃能长肉；憔悴的妇人，吃点酒酿，还能润肤。中医说，酒酿味甘辛，性温，能补气，能助热添湿，瘦人最为适合，而内有热毒的人是不能吃酒酿的，说能发热疮。确实，甜酒酿含糖量大，血糖高的人、肥胖的人是忌吃的。这几天，我的体重也明显上升，可能也与酒酿有关。不过，面对那甜酒酿，我还是有再吃一口的欲望。

甜酒酿的甜，来自天然，是天地日月精华酿出的滋味。甜酒酿的甜，也来自生活，是古代的先人们在饮食生活的经验结晶。甜酒酿，人类不知吃了多少年，不知多少人吃过，这种甜味，其实是中华民族舌尖上的记忆。

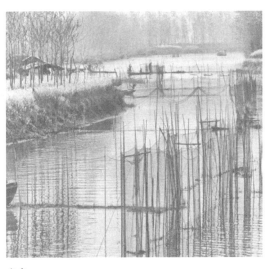

水乡

枇杷碎语

又到了枇杷上市的季节。院子里那株枇杷树结满了黄橙橙的果实，或两个，或五六个，聚在一起，沉甸甸，毛茸茸，很是诱人。不过，这株枇杷品种不好，酸得让我咧嘴，每年都不去采摘，留给许多鸟啄食的。

枇杷的产地很广，我国的南方大部分地区都有栽培，但只有苏州东山的白沙枇杷，浙江杭州市余杭区的塘栖枇杷和福建的莆田枇杷最为有名。白沙枇杷肉厚汁多，肉色晶莹，肉质细嫩，最甜；塘栖枇杷色泽金黄，果大肉厚，汁多味甜，甜酸适口；莆田枇杷品种达100多种，其中"解放钟"果皮橙红易剥，毛茸多，锈斑少，气味香甜。一方水土养一方人，也造一方物，大自然造就了千奇百态、千滋百味的植物。

吃水果，讲究产地品种；用中药，更应该讲究道地质量。大黄，是青海、四川的好。岳美中先生曾说过，如用华北大黄，吃了肚子疼。黄芪，是内蒙古、山西的好。20世纪70年代我们用过本土种植的黄芪，用一两还不如用三钱的内蒙古黄芪。白术，是浙江、江西、安徽的好，特别是浙江於潜天目山区的於术，气味清香，令人不饥不渴，是健脾益气的上品。附子，是四川的好，特别是绵阳的江油附子，栽培历史有1300多年，炮制历史亦逾千年，是回阳救逆、补火助阳、逐风寒湿邪的好药。我的那些已故的老中医们，在处方上会注明"杭白芍""云茯苓""川雅连""茅苍术""台乌药""新会皮""潞党参"等，因为这是传统的经验，好的疗效离不开道地药材。

　　不过，话是这么说，现实也令我们尴尬。处方开出去，不知此方流到哪里去配？药店到底能否给道地药材？我们无法把控。所以，我希望有自己的药房，就如当年柳宝诒先生有自己的实验药房"柳致和堂"一样，每次进药，药剂师能清楚地告诉你每种药材的产地、加工炮制情况、药材质量和建议用量。我也希望国家要下力气管好中药材，如管烟草一样。上次去亳州中药材市场看过，那里人声鼎沸，药摊密密匝匝，卖药的大多是药农、药贩，讨价还价，全然是一个巨大的农贸市场。各种中药材的品种、种植、采集、加工、炮制等环节甚多，能否有一种从田头到口头的中药材质量监控？政府能否出台有效的管理办法？我还希望有大的制药公司开发经方制剂，这样的好处是，我们能找到对中药材质量负责的主体，而且规范统一的经方制剂，有利于开展中医的临床科研，总结的经验便于进一步验证和推广。

　　枇杷是水果，吃与不吃，多吃少吃，也无所谓；中药材，其质量事关人们的身体健康，作为医生，不能不较真。同时，标准的中药材，也关系到我们中医学术发展的质量和速度，作为学者，也不能不为现状担忧。值此枇杷时节，碎语几句，以引众人发声。

鱼汤馄饨

前几天去扬州，想好早餐去有名的富春茶社品尝三丁包和大煮干丝。一路步行，满头是汗，不料解放南路整修，富春歇业，无奈之际，抬头忽见旁边有惜春茶社招牌。这店门面不大，顾客不少，风扇劲吹，进去顿觉凉爽。店老板是位丰韵犹存的扬州美女，她热情地推荐我们品尝该店特色小吃"鱼汤小馄饨"。

鱼汤小馄饨上桌了。粗陶黑碗，汤液微黄乳白，汤勺一搅，胡椒粉香气扑鼻，鱼汤烫嘴，鱼香诱人，让我惊奇的是没有丝毫的鱼腥味。再看沉浮在汤中的小馄饨，皮白微皱，肉馅粉红，咬一口，肉香在舌尖滑过，味道好极了！一碗馄饨汤下肚，头额汗出溱溱，畅快无比。

为何鱼汤鲜香却没有腥味？我问这家茶社的女老板。她仰起头，微笑着告诉我：这鱼汤用的是鳝鱼骨头、猪大骨和活鲫鱼。鱼要下猪油锅煎黄，然后黄酒闷、热汤熬，这样的汤就浓白；汤中多放姜葱，就能去土腥味。她还自豪地告诉我，惜春茶社也是百年老店，当年开店的老板会作诗，这里的吃客多文人。除鱼汤馄饨外，翡翠烧卖、千层油糕也是特色。

走出店门，往事浮现。20 世纪 60 年代，家乡县城安利桥桥塊有家馄饨店，7 分钱一碗。收费的服务员常常兼裹馄饨，她的手脚极快，右手用竹片在肉糜上蘸一下，随即往左手心里摊开的薄薄的馄饨皮上点一下，手那么一捏，小巧的馄饨就飞到匾子里去了。馄饨在一口大锅的白汤里翻滚，冒着腾腾的热气，锅灶旁摆满了一大片空碗，主勺厨师飞快地给每个碗里均匀地注上汤汁，然后从大锅里捞出馄饨，我们咽着口水盯着数着，不多不少，每碗10只⋯⋯70年代去无锡，总要去太湖馄饨店吃开洋小馄饨，汤里有黑黑的紫菜和黄黄的蛋皮，好看，也好吃。80年代到南京，冬日的夜间，学校大门口常常有馄饨担子，一头是调料、碗筷、生馄饨，一头是红红的炉火、小铁锅。在饥肠辘辘的深夜，在寒风刺骨的街头，吃一碗这样的小馄饨，你说是啥感觉？

小馄饨是家常点心，加工不难。要小馄饨好吃，首先是肉馅要新鲜，肉糜要细如浆，拌料不能少盐但也不能太咸。其次，馄饨汤要浓，我家通常用骨头汤或鸡汤，如果放块咸肉或火腿，则汤液更为鲜美。馄饨汤的佐料也很重要，或放葱花虾皮，或撒上一层胡椒粉，或用红红的辣椒酱，我还常淋点太仓的糟油，那种带着酒香的味道，我喜欢。扬州这家茶社的鱼汤馄饨，如果放一撮香葱末，或是一小勺虾籽或东台海安的麻虾酱，则色香味会更好了！

这鱼汤馄饨应该是补脾胃生气血的。黄鳝食用能治虚劳羸瘦、小儿疳积，江南有"六月黄鳝赛人参"的说法。鲫鱼能下乳，能开胃，能利水，是产后病后老人孩子常用的家常补品。再加上葱、姜、黄酒的烹制，胡椒粉的相佐，这鱼汤馄饨还能驱寒发汗，开胃止呕，真可以说是餐桌上的经方——大建中汤。

最后，还有句话要说。这次偶尝鱼汤馄饨的背后似乎还有些哲理可以寻思。很多人事，不能过于执一拘泥。世间美景好事太多，山穷水复、柳暗花明是常有的事，关键是你的心态如何。那天如果不是富春茶社歇业，我还写不出以上的文字呢！